5-7, rue de l'Ecole-Polytechnique, 75005 Paris

www.harmattan.fr

ISBN : 978-2-343-13451-2
EAN : 9782343134512

Jérôme Fracastor
(1478-1553)

De la nature des choses
à la nature des germes

Acteurs de la Science

Fondée par Richard Moreau,
professeur honoraire à l'Université de Paris XII
Dirigée par Claude Brezinski et Roger Teyssou

La collection Acteurs de la Science est consacrée à des études sur les acteurs de l'épopée scientifique moderne ; à des inédits et à des réimpressions de mémoires scientifiques anciens ; à des textes consacrés en leur temps à de grands savants par leurs pairs ; à des évaluations sur les découvertes les plus marquantes et la pratique de la Science.

Dernières parutions

Alain GIRET, *Les températures et l'effet de serre. Essai sur l'histoire et l'avenir du climat*, 2017.

Edouard PÉLISSIER, *Ambroise Paré. Chirurgien des soldats et des rois (1510-1590)*, 2017.

Letizia JOUFFROY, *Bach et Händel, Deux musiciens illustres dans le noir, Les barbiers à l'aube de la chirurgie*, 2016.

Michel ROUFFET, *Mais comment en est-on arrivé là ? La terre de 4000 à 4,5 milliards d'années*, 2016.

Roger TEYSSOU, *Jean Wier. Des dieux, des démons, des sorcières*, 2016..

Sofiane BOUHDIBA, *Pavillon jaune, Histoire de la Quarantaine, de la Peste à Ebola*, 2016.

François DEMARD, Pierre MANDRILLON, *Dans l'œil du cyclotron*, 2016.

Gilles GROS, *Pierre Fauchard, ce génie de l'épistémologie en art dentaire*, 2016.

Robert LOCQUENEUX, *L'électricité au Siècle des lumières. Nollet, Franklin & les autres*, 2016.

Jean PERDIJON, *Les physiciens sont-ils des intellectuels ? Petit traité (illustré) de culture physique*, 2016.

Francis WEILL, *Folie du monde et vertige des religions : mémoires d'un vieux médecin*, 2016.

Jean Dominique BOURZAT, *Une dynastie de serruriers à la cour de Versailles. Les Gamain*, 2016.

François TRON, *Maladies auto-immunes. Quand notre système de défense nous trahit*, 2015.

Roger TEYSSOU, *Orfila. Le doyen magnifique et les grands procès criminels au XIXè siècle. El decano magnifico*, 2015.

Roger Teyssou

Jérôme Fracastor (1478-1553)

De la nature des choses à la nature des germes

L'Harmattan

Du même auteur

Jean Wier, Des dieux, des démons, des sorcières, Editions L'Harmattan, 2016.

Orfila, le doyen magnifique et les grands procès criminels au XIXe siècle, El decano magnifico, Editions L'Harmattan, 2015.

Freud, médecin imaginaire... d'un malade imaginé, Editions l'Harmattan, 2014.

Une histoire de la circulation du sang, Harvey, Riolan et les autres... Des hommes de cœur, presque tous, Editions l'Harmattan, 2014.

Paul Sollier contre Sigmund Freud, l'hystérie démaquillée, Editions l'Harmattan, 2013.

Gabriel Andral, la médecine dans le sang. Un pionnier de l'hématologie, Editions l'Harmattan, 2012.

Charcot, Freud et l'hystérie, Editions l'Harmattan, 2012.

L'aigle et le caducée. Médecins et chirurgiens de la Révolution et de l'Empire, Editions L'Harmattan, 2011.

Une histoire de l'ulcère gastro-duodénal. Le pourquoi et le comment, Editions L'Harmattan, 2009.

Dictionnaire des médecins, chirurgiens et anatomistes de la Renaissance, Editions L'Harmattan, 2009.

Dictionnaire mémorable des remèdes d'autrefois, Editions L'Harmattan, 2007.

Quatre siècles de thérapeutique médicale du XVIe au XIXe siècle en Europe, Editions L'Harmattan, 2007.

La Médecine à la Renaissance, Editions L'Harmattan, 2002.

Nam si de nihilo fierent, ex omnibu'rebus omne genus nasci posset, nil semine egeret. (Si le néant les eût enfantés, tous les corps seraient à même de produire toutes les espèces ; à aucun il ne faudrait de semence).
Lucrèce (-99/-55), *De rerum natura,* Nisard, Paris, 1843, **I**, 11, vers 160-161.

Ah ! Si la génération spontanée était possible ! Si on pouvait créer de toute pièce, faire sortir de la matière minérale inactive une cellule vivante, combien il serait plus facile de lui donner une direction, de faire entrer dans sa substance, et par là dans ses manifestations vitales, ces dissymétries prévues dont nous parlions plus haut.
Duclaux E., *Pasteur, Histoire d'un esprit*, Paris, 1896, 67.

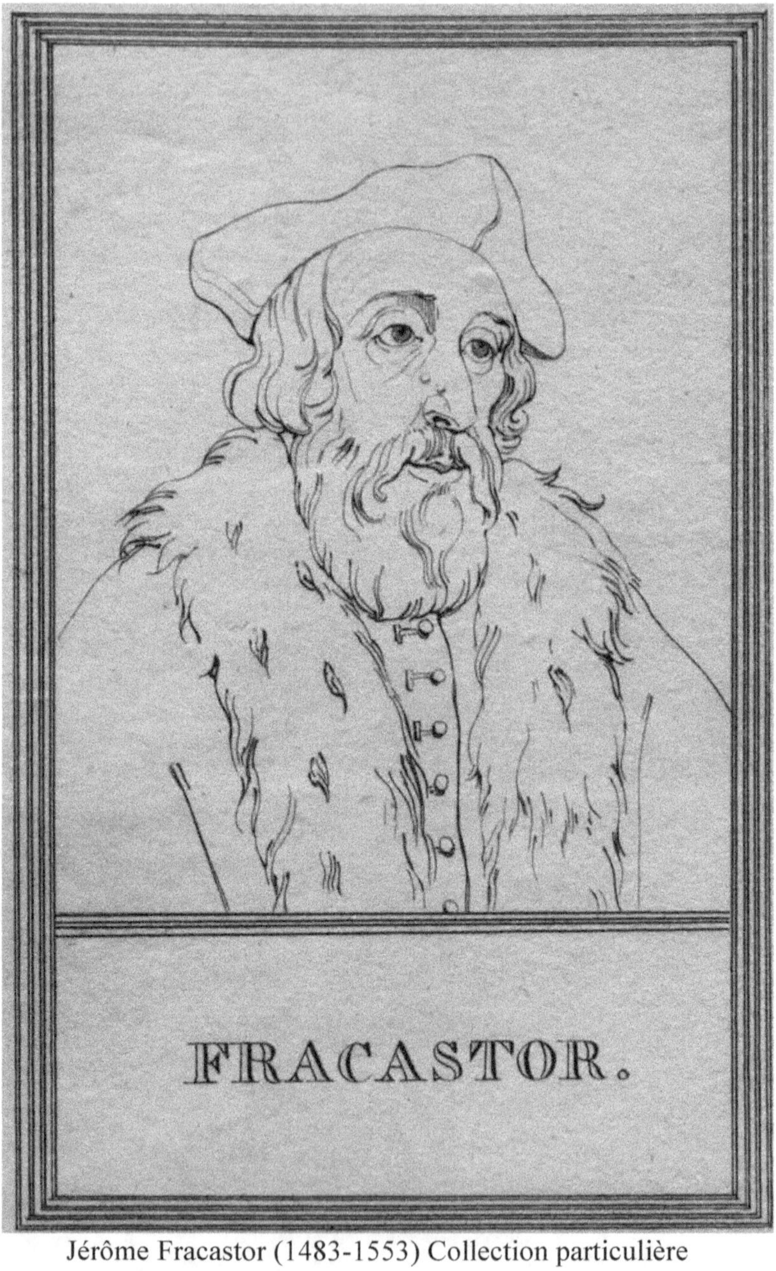

Jérôme Fracastor (1483-1553) Collection particulière

Avant-propos

Jérôme Fracastor (1483-1553) fut à la fois médecin, astronome, géographe, mathématicien et poète. Il répondait aux critères d'éducation et de savoir attendus chez un homme de son statut social et de son époque. Il remplissait toutes les conditions exigées pour être défini comme un humaniste, d'autant plus qu'il contribua avec Alde Manuce (1449-1515) notamment, à répandre et à étudier les auteurs de l'Antiquité. Il bénéficia à Padoue, durant sa jeunesse, de l'enseignement philosophique et médical de haut niveau dispensé par la meilleure université du temps. L'influence épicurienne était présente dans son œuvre médicale et l'emprise du *De rerum natura* de Lucrèce transparait dans son poème scientifique, *Syphilis sive morbus gallicus,* qui lui vaudra la célébrité dès 1530 et dans *Les trois livres de Jérôme Fracastor sur la contagion, les maladies contagieuses et leur traitement*, publiés en 1546, à la fin de sa vie. Ce qui fit l'originalité de ces deux ouvrages ce fut le rejet par leur auteur de toute spéculation ontologique. Ici s'est amorcée la coopération entre humanisme et pensée scientifique. Ici s'est préparée l'œuvre novatrice de Galilée et de Harvey. On comprend mieux en lisant Fracastor combien la science moderne s'est nourrie de ce mode de pensée. En effet, Fracastor introduisit dans la démarche du chercheur l'acceptation de la notion prégnante du temps qui passait et conditionnait la découverte de la vérité. Il fallait être humble et patient, réfréner ces grands élans qui exaltaient l'affectivité et nuisaient à l'objectivité. Les Anciens disaient de Saturne qu'il était le père de la Vérité. Et la Vérité sera toujours la fille du temps.

Ce livre a pour objectif de mieux faire connaître le personnage exceptionnel que fut Jérôme Fracastor. Pour la première fois dans l'histoire de la médecine, une théorie attribuait la transmission et la propagation des maladies épidémiques à de minuscules semences qui pénétraient les organismes pour y proliférer, déterminant une affection spécifique transmissible par diverses voies à l'entourage pour y provoquer une affection identique. Peu de médecins eurent la lucidité d'accueillir favorablement cette hypothèse, pourtant étayée par de nombreux faits d'observation. Fracastor essaya également de rendre plus spécifique la thérapeutique foisonnante de l'époque. Il y aura une réaction contre ces abus de la polypharmacie et elle sera amorcé au XVIIème siècle par Robert Boyle ((1627-1691) qui écrira, en 1685 : *J'estime que les simples remèdes sont à préférer aux composez, en ce qu'il est plus facile de tirer des conjectures de l'opération de ceux-là, que de ceux-ci ; & par conséquent les médecins pourront avec plus de sureté se servir des simples que des composez... combien de fois les chymistes ont introduit dans les remèdes d'autres qualitez, & même de très pernicieuses, en s'abusant dans l'addition des drogues*[1]. L'étude détaillée des dizaines de remèdes d'origine végétale, minérale ou animale qu'il utilisait ou proposait lui-même, donne une idée précise de l'obstacle considérable apporté par la médecine galénique à la diffusion et à la compréhension des concepts révolutionnaires proposés par l'auteur du *Syphilis sive morbus gallicus*. Cet inventaire à la Prévert montre que Fracastor fut lui-même victime d'un système qui rejetait toute spécificité et considérait la maladie comme une entité polymorphe dont le tableau variait au gré du tempérament de chaque individu, des phénomènes météorologiques, de la course des astres, des lieux et des saisons. Toute cette mécanique d'une folle complexité, était sujette à des fluctuations éminemment conjecturales, voire sidérales. Le matérialisme fracastorien, pour autant bien anodin, car excluant toute prise de position religieuse qui l'aurait exposé à des poursuites par l'inquisition, se voulait exclusivement technique. Bien que d'inspiration philosophique,

[1] Boyle Robert, *Nouveau traité... sur la convenance des remèdes spécifiques avec la philosophique des corpuscules & sur l'usage & les propriétés des médicaments simples.* De la traduction de Mr Rostagny, Lyon, 1689, 227.

il se tenait éloigné des vaticinations alchimiques et des spéculations platoniciennes. Autant Paracelse (1493-1541) affectionnait l'ésotérisme, autant Fernel (1497-1558) appréciait les choses cachées, pour expliquer ce qu'ils ne comprenaient pas, autant Fracastor s'en tenait à un atomisme certes théorique, mais totalement affranchi d'une métaphysique qui n'avait rien à faire en médecine. On aurait aimé que Fracastor, en changeant le mode d'interprétation de faits d'observation anciennement connus, ait donné naissance à une théorie nouvelle et pérenne. Mais le temps n'était pas venu et il eut beau collecter des phénomènes, multiplier les constatations, développer des idées, exposer ses déductions, il lui manqua toujours l'adhésion de ses pairs aveuglés par leur esprit de système, prisonniers d'un rigorisme déjà fossilisé, soumis au principe d'autorité, préférant se tromper avec Galien qu'avoir raison avec lui.

Jérôme Fracastor

Né à Vérone en 1478, dans une famille aisée, Girolamo Fracastoro, Jérôme Fracastor, était l'avant-dernier enfant de Paolo Filippo Fracastoro et de Camilla Mascarelli. Il avait passé son enfance dans la propriété familiale d'Incaffi, sur les rives du lac de Garde, à vingt kilomètres de Vérone. Il serait venu au monde avec une bouche si petite qu'il aurait fallu l'élargir au bistouri ! On racontait que sa mère avait été frappée par la foudre alors qu'elle le tenait dans ses bras et que lui seul avait survécu. Il avait reçu chez son père une éducation libérale et soignée. Eloy (1714-1778) écrira à propos de son zèle pour l'étude : *Fracastor était fait pour l'étude. Il s'y appliqua avec la plus grande ardeur & s'avança tellement dans l'intelligence des Langues, des Belles Lettres & des Sciences, qu'il devint bon poète, excellent philosophe, grand médecin & savant astronome*[2]. Esprit universel, il étudia avec fougue la musique, les lettres, les mathématiques, la philosophie, le droit, les sciences et la médecine. Il eut la chance de profiter du statut libéral et de la haute qualité des enseignants de l'université de Padoue. Il joignait un goût inné du travail à une grande curiosité scientifique.

Il existait à cette époque deux grandes universités en Italie, celle de Padoue qui dépendait de la République de Venise et des Doges, et celle de Bologne, sous l'autorité de la papauté. Padoue, dotée et protégée par le gouvernement vénitien, considéré à l'époque comme le plus progressiste d'Europe, accueillait les étudiants de toutes les nationalités et de toutes les religions. Les Français, les Allemands, les Anglais, les Polonais ou les Hongrois, formaient des nations distinctes, chacune ayant son propre statut, élisait un recteur pour la représenter auprès

[2] Eloy, *Dictionnaire historique de la médecine,* Paris, 1778, **2**, 260-263.

des autorités universitaires. L'administration était entre les mains des étudiants qui avaient un droit de regard sur l'enseignement. Celui de la médecine reposait encore sur les textes de Galien et d'Avicenne. Seul l'enseignement de l'anatomie était novateur, dispensé par le professeur lui-même et non, comme autrefois, par un barbier qui disséquait maladroitement sur les instructions du maître perché sur une chaire, pratique qui était encore celle de Sylvius à Paris, à la même époque. Fracastor était l'hôte de l'un de ses professeurs, Girolamo della Torre[3]. Il était doué d'une prodigieuse mémoire et d'une faculté peu commune pour assimiler toutes les disciplines. Ses résultats furent si brillants qu'il obtint de ses maîtres des honneurs réservés habituellement à des hommes chevronnés et d'âge mûr et, notamment, en 1501, une chaire de logique et de philosophie. Ses condisciples partageaient cette admiration. Il fréquenta alors la jeunesse dorée de son temps, tel Gaspard Contarini (1483-1542) qui deviendra cardinal et qui écrivit un petit livre réfutant le *Traité de l'immortalité de l'âme* de leur maître Pomponace ou comme André Navagero (1483-1529) homme politique et littérateur spécialiste des auteurs grecs et latins, qui enrichissait les éditions d'auteurs de l'Antiquité publiés chez l'imprimeur Alde Manuce dont il était l'ami. Navagero a peut-être fait connaître Lucrèce (-99/-55) à Fracastor, car il édita un *De rerum natura* chez Alde, à Venise, en 1515. Après Pavie, Navagero fut ambassadeur de Venise auprès de Charles-Quint puis de François 1er, à Blois, où il mourut vraisemblablement du typhus. Le jeune Fracastor fréquentait surtout les frères Turriani, fils de Jérome Turriani, praticien, médecin né à Vérone et titulaire de chaires à la Faculté de médecine de Padoue. L'un d'eux, Marc Antoine (1479-1512), succéda à son père et fut un ardent défenseur de la médecine hippocratique contre les Arabistes dominants à l'époque. Fracastor était également ami avec Luc Gauric (1476-

[3] Turriani Marcantonio (1479-1512) ou Marcantonio DellaTorre, de Vérone, ami de Vinci, partisan des Grecs contre les Arabes, mourut à l'âge de trente-trois ans, près du Lac de Garde. Titulaire de la chaire de théorie à Padoue puis à Pavie, défenseur de la médecine grecque contre les *Arabistes*, il publia un traité d'observations anatomiques où il renchérissait sur les découvertes de Galien qu'il vénérait et prenait pour guide exclusif.

1558), mathématicien, astrologue et prélat, très apprécié des papes Jules II, Léon X, Clément VII et Paul III. Ce grand faiseur d'horoscopes, activité subreptice dont il tirait de confortables revenus, fut nommé évêque de Civita-Ducale en 1545 et fut un des promoteurs de la réforme du calendrier. Fracastor était proche de Pomponio Gauric, frère du précédent, érudit et poète, professeur d'humanités à Naples, disparu mystérieusement entre Sorrente et Castellamare, sans doute victime de la vengeance d'une noble dame délaissée ou trahie

Son doctorat obtenu, vraisemblablement en 1502, Fracastor retourna à Vérone dont il devint membre du collège des médecins jusqu'à sa mort. Il en sera prieur à trois reprises.

Le futur auteur du *Syphilis sive morbus gallicus* avait été l'élève du médecin et philosophe Pierre Pomponace (1462-1526) qui lui donna sans doute le goût des réalités concrètes et la défiance vis-à-vis de l'ésotérisme. Né à Mantoue, professeur de philosophie à Padoue, non-conformiste mal vu de Rome, Pomponace était l'auteur d'ouvrages suspects d'hérésie, le *Tractatus de immortalitate animae* qui contestait l'immortalité de l'âme, le *De fato* (oracle, prédiction) et le *De incantionibus* qui considéraient les miracles, la magie et les sortilèges comme les fruits de la seule imagination. Pomponace critiquait les miracles, la sorcellerie, l'astrologie et dénonçait la superstition qui régnait dans les jugements de l'inquisition. Cela expliquera sans doute l'attachement de Fracastor aux sciences exactes comme l'astronomie et les mathématiques. Ses études de médecine accentueront le côté positif de son esprit et le rendront extrêmement critique vis-à-vis de ses collègues qui résolvaient les problèmes difficiles en invoquant de mystérieuses propriétés occultes.

Mais la peste et la guerre arrivèrent à Padoue précédées par l'invasion des soudards impériaux de Charles-Quint (1500-1558).

Le jeune homme débuta sa carrière comme médecin du général vénitien Barthélemi d'Alviano (1455-1515), fin lettré, amateur de belle littérature, celui-là même qui avait contribué à la victoire de Marignan en amenant des renforts à François Ier, alors que le sort de ses armes était indécis. Il est vraisemblable que Fracastor avait assisté à cette bataille et que d'Alviano l'emmena avec lui. Son rôle auprès du condottiere fut surtout celui de poète d'une académie que ce militaire cultivé avait fondée à Pordenone, port fluvial du Frioule. La mort de d'Alviano le libéra de ses obligations et il retourna à Vérone. Il y retrouva ses biens dévastés par la guerre. Il s'était marié pendant son séjour padouan. De ses nombreux enfants, un seul survécut, Paul-Philippe. La famille résidait près de l'église Sainte Euphémie de Vérone et possédait une campagne *au pied du mont Baldus, sur la colline de Caphi, entre l'Adige et le lac de Garde*[4]. Il y recevait ses amis et notamment le cardinal Pietro Bembo (1490-1576)[5], secrétaire de Léon X, Jean de Médicis (1475-1521). Ce fut à Pietro Bembo qu'il dédia son poème sur la syphilis : *Syphilis sive morbus gallicus*, Vérone, 1530, soixante-douze pages écrites en vers latins, inspirés des *Georgiques* de Virgile. En 1529, l'épidémie de peste le contraignit à se réfugier à Malcesine auprès de l'évêque de Vérone, Gian Mateo Giberti, un de ses malades. Il se brouilla avec lui lorsqu'il fut nommé premier médecin du pape Paul III, Alexandre Farnèse (1468-1549), en 1537.

En dehors de la médecine qui était son occupation favorite, il étudiait les mathématiques, la musique, l'astronomie, la cosmographie : il dressa une carte détaillée des nouvelles terres découvertes par Colomb à l'Occident et par les navigateurs portugais, en Orient. Ses connaissances en botanique étaient approfondies, mais cela faisait partie du bagage des praticiens de l'époque. Néanmoins, il a laissé un électuaire célèbre qui figurait encore dans les pharmacopées du XIXème siècle, le

---

[4] Fracastor, *Les trois livres de Jérôme Fracastor sur la contagion, les maladies contagieuses et leur traitement*, traduction et notes par Léon Meunier. Paris, 1891, XIII ; Hyeronymi Fracastorii Veronensis *Opera Omnia*... ex tertia editione, Venetiis, apud Juntas, 1584, préface.

[5] Pierre Bembo (1490-1576), cardinal et homme de lettre, appartenait à une famille patricienne de Venise où il naquit en 1470. Ses dispositions à l'étude le firent remarquer dès son jeune âge par les princes de Ferrare et d'Urbin puis par le pape Léon X qui le prit comme secrétaire et le combla de faveurs. Il reçut la pourpre cardinalice de Paul III en 1539. Il fut aussi le bibliothécaire de la bibliothèque de Saint Marc à Venise. Spirituel, galant, il savait mener de front les affaires et le plaisir. Avant d'être ordonné, il avait eu plusieurs enfants de Morosina, sa muse et sa compagne, qu'il célèbrera dans ses vers. Grand admirateur de Cicéron, il s'efforça de reproduire son style dans ses œuvres...

diascordium, souverain contre la peste, le typhus et les maladies contagieuses. Plutarque et Polybe étaient ses auteurs préférés.

Alde Manuce (1449-1515), humaniste et imprimeur, avait fondé une académie dont les statuts prévoyaient de sauvegarder et d'éditer les œuvres des auteurs de l'Antiquité. Fracastor en fit partie. Les membres de cette docte assemblée ne s'exprimaient qu'en grec.

Voici le portrait de Fracastor trouvé dans la préface de ses *Œuvres complètes : Fuit Fracastorius parva quidem, sed quadrata corporis statura, latis humeris, & barba decenter honestatus, nigra coma prolixaque ; facie rotunda, subnigris oculis, naso, ab diutissime contemplandis stellis contracto, simoque : Caeterum totius oris aspectu, ingenium maxime vividum, miram probitatem sincerique animi candorem referente*[1]. (Il était de taille petite, mais carrée ; il avait les épaules larges et portait une barbe décente et soignée ; ses cheveux noirs et longs encadraient une face ronde dont les yeux étaient bruns, et le nez, par le fait de la contemplation des étoiles, était long et camus. Sa physionomie décelait la vivacité de son esprit en même temps que la sincérité et la candeur de son âme).

Le système humoral était admis par tout le monde au temps de Fracastor et lui-même ne le contestait pas. Le corps humain était donc constitué de quatre humeurs : le sang, mélange de toutes les humeurs, la pituite ou phlegme ou humeur séreuse (salée, acide ou vitrée[6]), la bile jaune ou *cholère* jaune, qui résultait de l'ébullition du chyle dans le foie, l'atrabile ou cholère noire d'origine splénique. Le chyle produit par la coction des aliments dans l'estomac descendait dans l'intestin où les veines mésaraïques (veines mésentériques) le puisaient pour le conduire au foie qui le transformait en sang. Celui-ci véhiculait la chaleur dans tout le corps et se rafraîchissait dans le cœur grâce aux poumons, qui jouaient un peu le rôle de ventilateur. Toutes les veines prenaient naissance dans la glande hépatique qui avait également pour fonction de purifier le sang de ses crudités (substances n'ayant pas subi la coction qui les rendrait assimilables) toujours par la coction. Cela ne

---

[6] Pituite épaisse et transparente.

l'empêcha pas d'introduire dans la pathologie la notion de spécificité qui restera lettre morte jusqu'à l'avènement de l'anatomie pathologique et de la bactériologie.

Poète, philosophe et médecin, Fracastor était également astronome : il était l'ami de Copernic, lui-même médecin, et avait écrit un ouvrage d'astronomie, l'*Homocentricorum, sive de stellis, liber unus* (L'homocentricité ou le livre des étoiles), édité à Venise en 1535 et 1538. Pour expliquer les mouvements célestes, il substituait des cercles concentriques aux orbites excentriques des Anciens.

Sa renommée était universelle et on l'appelait en consultation dans toutes les cours européennes. Sa biographie rapportait l'anecdote suivante qui illustrait bien sa célébrité : *Dans la foule innombrable des différentes gens et des personnages illustres venus à Peschiera pour voir l'empereur Charles-Quint, qui d'Allemagne allait à Milan, puis à Gène, préparer une expédition en Algérie, se trouvait Fracastor, qui était descendu de sa retraite favorite pour assister à la pompe de ce jour solennel. Madruce, prince de Trente, le montra à Charles-Quint, qui jusque là avait jeté ses regards de côté et d'autre, et qui alors s'arrêta pour lui seul, au milieu de la poussière, sous un soleil de plomb*[7].

Il mourut dans sa propriété de Casi le 6 août 1553, frappé d'une crise d'apoplexie.

[7] Fracastor, *Les trois livres*, XIV.

L'œuvre médicale de Fracastor

L'œuvre médicale de Fracastor se situait essentiellement dans deux ouvrages fondateurs, parus en 1530 puis 1546, le *Syphilis sive morbus gallicus* et le *De sympathici et antipathici rerum liber unus. De contagione et contagiosis morbis et curatione.* En effet ces textes précurseurs faisaient de Fracastor le créateur de l'épidémiologie et le devancier de Pasteur.

Syphilis sive morbus gallicus

L'ouvrage qui apporta la célébrité à Fracastor s'intitulait *Syphilis sive morbus gallicus* (Syphilis ou mal français). Ce poème, qui comprenait deux livres dans sa version originale de 1526, fut publié définitivement en trois livres en mai 1530. Les deux éditions furent imprimées in-quarto. Celle de 1530, comptait 72 pages et sortait des presses de Stefano dei Nicolini da Sabbio, à Vérone. L'originalité de cette édition définitive résidait dans ce troisième livre ajouté tardivement et qui, non seulement mettait en scène le personnage mythique de Syphile, mais évoquait la découverte de l'Amérique par Colomb puisque ce dernier épisode, à la gloire du miraculeux gaïac, se déroulait, selon l'auteur, dans l'île d'Hispaniolia.

Le poème était dédié à Pietro Bembo (1470-1547) et au pape Léon X, Jean de Médicis. Il lui avait peut-être été inspiré par un de ses professeurs de Padoue, Pierre Trapolinus (1451-1509), auteur d'un *De morbo gallico* édité bien plus tard dans un recueil collectif consacré à la syphilis, *De morbo gallico omnia* imprimé à Venise en 1566-1567. De toutes façons, le *Mal François* était au goût du jour ! L'œuvre fut bien accueillie : ses innombrables éditions au XVIème siècle témoignèrent de son succès : Dès 1531 on comptait déjà une parution à Rome puis, dans un format plus petit, une impression bâloise, en 1536. On le verra, Fracastor niait l'origine américaine de la maladie qu'il attribuait à un germe présent dans l'atmosphère, *dans l'air qui baigne et enveloppe le monde entier, qui pénètre tous les corps, et qui sert de véhicule habituel aux ferments contagieux*[8]. Toutefois, l'épisode romanesque, ayant pour cadre les Antilles, apparu uniquement dans l'édition définitive de l'œuvre, en 1530, laissait peut-être entendre que Fracastor avait fini par se rallier à l'hypothèse de l'origine américaine de la maladie ? En revanche, il accréditait une conjonction astrale maléfique impliquant la convergence dans le signe du Cancer de Mars, Jupiter et Saturne. On rappelait que la même conjoncture maléfique, mais dans le signe du Verseau, avait coïncidé avec l'apparition de la peste noire de 1345.

Le mal ne concernait que les êtres humains. Il s'attaquait au sang et ne s'alimentait que d'humeurs grasses et visqueuses, car c'était aux parties épaisses et corrompues de ce fluide qu'il s'attachait de préférence[9]. Fracastor précisait que le virus se portait tout d'abord aux organes de la génération, pour de là envahir les parties voisines et la région de l'aine. Il ne décrivait pas le chancre d'inoculation, mais l'adénopathie satellite ne lui avait apparemment pas échappé, pas plus que les lésions cutanées du stade II, peut-être même l'angine syphilitique et les lésions muqueuses. Les gommes, les nodules parfois ulcérés du stade III, il les comparait aux sucs visqueux qui suintaient du cerisier ou de l'amandier pour se condenser en calus gommeux sur l'écorce des arbres.

Le premier livre contait les malheurs d'un jeune et riche jeune homme[10], *vigoureux, à la fleur de l'âge*[11], qui était frappé d'une horrible affection : *une lèpre hideuse envahit tout son corps ; ses os tuméfiés devinrent la proie de la carie ; son nez fut rongé par une plaie maligne ; et, pour comble d'affliction, ses yeux, ses yeux si beaux, purs miroirs du jour, furent dévorés par un affreux ulcère ! La mort enfin le prit en pitié et se hâta*

[8] Fracastor, *La syphilis...*, traduction et commentaires d'Alfred Fournier, Paris, 1869, 11.
[9] Fracastor, *La syphilis...*, 25-26.
[10] Fracastor, *La syphilis...*, 32.
[11] Fracastor, *La syphilis...*, 33.

de terminer son supplice[12]. Un rappel véhément des malheurs qui frappaient l'Italie succédait à cette description atroce de la maladie : *O ma patrie, terre sacrée, berceau des dieux, ma patrie mère de tant de héros, terre d'abondance que fécondent l'Adige et le Benacus, toi dont le monde entier enviait jadis la paisible prospérité, qui pourrait suffire de nos jours à raconter tes malheurs, à énumérer tes désastres, tes offenses, tes souffrances*[13] *?*

Le second livre débutait par des conseils d'hygiène de vie, de diététique et de thérapeutique avec cet impératif : prendre le mal à son début pour l'étouffer en germe ! L'énumération des médicaments utilisés, les modalités du traitement seront repris, enrichis et détaillés dans les *Trois Livres*, en 1546. Ce deuxième livre racontait comment le laboureur Ilcée fut atteint de ce mal terrible envoyé par Diane parce qu'il avait tué à la chasse un cerf appartenant à la déesse. Il supplia les dieux de le guérir et fut entendu par la nymphe Callirhoé qui se baignait dans une grotte voisine. Elle lui apparut en songe et lui conseilla d'aller chercher le remède à ses maux *dans les entrailles de la terre et les ténèbres des séjours infernaux*[14]. Guidé par la nymphe Lipare, il y trouva le mercure qui dissipa son mal ! L'expérience humaine triomphait finalement de la maladie.

Le troisième livre, on l'a vu, faisait allusion à la découverte du Nouveau-Monde et expliquait comment les marins de Christophe Colomb encoururent le courroux d'Apollon pour avoir abattu à coup d'arquebuse *les oiseaux du soleil*[15]. On dira que ce massacre préfigurait celui des indigènes de cette région du monde et résonnait comme un avertissement contre la folie destructrice des hommes vis-à-vis de l'environnement. Et parmi les malédictions du dieu il y avait celle-ci : *une peste inconnue répandra sur vous ses immondes souillures jusqu'au jour où, suppliants, vous viendrez implorer ici le pardon de votre sacrilège et demander à cette forêt un remède à vos souffrances*[16]. Les Espagnols découvrirent avec horreur les

[12] Fracastor, *La syphilis...*, 34.
[13] Fracastor, *La syphilis...*, 37-38.
[14] Fracastor, *La syphilis...*, 81.
[15] Fracastor, *La syphilis...*, 118.
[16] Fracastor, *La syphilis...*, 120.

ravages de la maladie chez les indigènes. Le grand prêtre leur expliqua que les dieux, pour châtier l'impiété du peuple avaient envoyé cette malédiction. Il leur raconta la légende du berger Syphile[17] qui gardait les troupeaux du roi Alcithoüs. Il arriva que ses bêtes fussent décimées par une terrible canicule. Dès lors, il invectiva Apollon qui, s'exclamait-il, n'avait pour bétail dans le ciel qu'un taureau, un bélier et, si ce que l'on disait était vrai, un chien pour les garder, alors que le cheptel d'Alcithoüs comprenait plus de mille génisses et plus de mille brebis. Il décida dès lors d'offrir des sacrifices à Alcithoüs et non au dieu solaire. L'ensemble du peuple, bergers et laboureurs, suivit son exemple, à l'immense satisfaction d'Alcithoüs qui s'autoproclama *maître souverain de la terre*[18]. Apollon, furieux, envoya à Siphyle, pour le punir, un mal affreux auquel le peuple et le roi, bientôt contaminés, donnèrent le nom de sa première victime, Syphilis qui signifiait en Grec : don d'amitié réciproque ! La nymphe Americe, pythonisse infaillible, fut consultée : faites pénitence dit-elle, relevez les autels du dieu soleil et sacrifiez-lui deux génisses, une blanche, une noire. A peine cette offrande eut-elle été faite qu'un arbre jaillit du sol, *épanouit ses rameaux et développe sa luxuriante couronne de feuillage*[19]. Le *Gaïacum sanctum* faisait une entrée fracassante dans la pharmacopée de la vérole. Fracastor consacrait les derniers vers de son œuvre à l'apparition dévastatrice de la maladie en Europe et à l'arrivée salvatrice du bois de gaïac tout d'abord en Espagne : *Salut à toi, arbre sauveur à la cime luxuriante, à la sève généreuse ! Salut à toi, orgueil du Nouveau-Monde !*

Nous sommes surpris de voir versifier en hexamètres latins un traité de médecine, mélange de science, d'astrologie et de mythologie. Cela n'avait rien d'exceptionnel à l'époque et le médecin castillan Francisco de Villalobos (1480-1560) avait publié un poème sur le même sujet en 1498. Pourtant, rien de moins poétique ni de plus trivial que cette maladie apparue en Europe une vingtaine d'années auparavant. Mais, à la

---

[17] Fracastor, *La syphilis...*, 128 et suiv.
[18] Fracastor, *La syphilis...*, 130.
[19] Fracastor, *La syphilis...*, 134.

Renaissance, il était fréquent qu'on célébrât les évènements les plus terre à terre par des poèmes badins inspirés de ceux d'Horace, de Virgile ou d'Ovide.

De sympathici et antipathici rerum liber unus. De contagione et contagiosis morbis et curatione

Prolongement de son poème sur la syphilis, le *De sympathici et antipathici rerum liber unus. De contagione et contagiosis morbis et curatione* (Un livre sur l'affinité ou l'opposition entre les choses. De la contagion et du traitement des maladies contagieuses), parut à Venise, en 1546. Ecrit à la fin de sa vie, il fut inspiré à Fracastor par son expérience d'une épidémie de typhus survenue en 1545 au cours du concile de Trente dont il était le médecin. Il avait conseillé de déplacer le concile à Bologne puis de quitter cette cité devant les progrès de l'épidémie. Il avait donné l'exemple en prenant la poudre d'escampette deux mois avant les pères conciliaires : *Quand on me donnerait cent écus par jour, je ne resterai pas un mois de plus ici ; d'ailleurs, ceux qui le feront s'en repentiront !*[20] On parlait alors de fièvre[21] pétéchiale, depuis que Fracastor avait

---

[20] Cosmacini Giorgio, *Soigner et réformer...,* 113.

[21] Les théories d'alors sur la pathogénie des fièvres restaient galéniques. D'une manière générale, la fièvre était définie par de la chaleur engendrée d'une façon exagérée dans le cœur ou dans son contenu (sang et partie aérienne du sang). On distinguait trois espèces de fièvres : la fièvre éphémère, la fièvre hectique, la fièvre putride. La fièvre éphémère était identifiée par son apparition et sa disparition rapides. La fièvre hectique, fièvre lente, n'avait pas de durée précise et toujours se terminait par la mort. La fièvre putride, causée par un mauvais état des humeurs, durait plusieurs septénaires. Elle était caractérisée par des jours critiques. Les crises devaient apparaître à certains moments privilégiés et désignés comme jour décrétoires ou judicatoires ou encore critiques : 7, 14, 20, 21, 27, 34, 40, 60, 80, 100 et 120. Les jours indicatoires ou contemplatifs étaient ceux qui séparaient la semaine en deux et annonçaient ce qui se produirait dans le quaternaire suivant (4, 11, 17, 24, etc.) Les jours intercalaires ou incidents ou provocateurs étaient de mauvais pronostic lorsque les crises s'y manifestaient (3, 5, 6, 9, 13, 19). Les jours *vides* ou *non-décrétoires* (2, 6, 8, 10, 12, 16, 18) étaient à la fois néfastes et médicinaux car les seuls à permettre au thérapeute de prendre l'initiative d'un traitement sans tenir compte de la *bonne nature médicatrice.* Les Arabes avaient adopté sans réserves cette doctrine en y ajoutant une connotation astrologique impliquant la lune : ainsi une maladie débutant à la nouvelle lune connaîtrait ses jours critiques le sept (premier quartier), puis le quatorze (nouvelle lune) et enfin le vingt et un (dernier quartier). Fracastor (1483-1553) pensait que chaque humeur avait son mouvement particulier et que les particularités de chaque mouvement déterminaient les symptômes

comparé l'éruption maculeuse de la maladie à des piqûres de puce : du quatrième au septième jour apparaissaient *aux bras, sur le dos et sur la poitrine des taches rouges souvent pourprées, semblables à des piqûres de puce, souvent plus grandes, comme des lentilles, d'où le nom qu'on leur a donné*[22].

Pendant des siècles, les épidémies avaient été attribuées au courroux des dieux et la notion de germe épidémique était née de ces superstitions populaires. Les médecins les imputaient à un élément extérieur, force d'impulsion qui communiquait aux maladies une virulence particulière et expliquait la diversité de leurs manifestations selon le lieu et l'époque. C'étaient les *constitutions*, ensemble d'occurrences aléatoires, liées à la géographie, au climat, aux astres. Elles imprimaient à une maladie d'un même pays ou d'une même région, un caractère commun.

Sa comparaison entre la contagion interhumaine et celle *qui se fait entre fruits gâtés, par exemple : de raisin à raisin, de poire à poire, me semble se faire de la même façon que celle qui infecte par le contact seul...* montrait qu'il avait parfaitement compris les mécanismes de transmission des maladies, ce qu'il explicitait en ajoutant : *Un premier fruit a été atteint, cela est évident... Puisque le premier, dont toute l'infection passe dans un autre, il faut penser que le second a contracté une pourriture absolument semblable...*[23]

Comment Fracastor définissait-il la contagion ? *Nous dirons que la contagion est une corruption de la substance même du mixte*[24] *passant absolument semblable de l'un à l'autre, l'infection ayant été primitivement faite dans les particules qui*

---

des maladies de chaque humeur : ainsi la bile noire ou *mélancholie* qui se mouvait tous les quatre jours donnait lieu à des quaternaires critiques. Il fallait aussi tenir compte de l'intempérie, ce désordre dans les humeurs, correspondant à leur répartition anormale : la bile, légère, allait vers le haut ; suivaient le sang et la pituite ; enfin l'eau, la plus pesante, qui arrivait en dernier. Il s'ensuivait un tourbillon qui échauffait le corps et faisait apparaître la fièvre.

[22] Fracastor, *De contagione*, 120.

[23] Fracastor, *Les trois livres*, 9-10.

[24] C'était une expression de l'ancienne chimie qui désignait tout corps formé d'éléments hétérogènes ou de différente nature, tout corps constitué de quatre éléments de différents atomes et souvent composé d'éléments imaginaires. Tous les corps étaient réputés mixtes, composés des éléments qui ne se trouvaient pas purs dans la nature. L'antimoine était un mixte.

ne tombent pas sous nos sens[25]*... les germes ne font pas seulement cela, ce qu'ils font surtout, c'est de créer des germes semblables à eux, toute une série de rejetons qui, portés à un autre, y sèment la contagion*[26].

Qu'écrivait-il sur la contagion ? N'oubliez pas que nous sommes en 1546 : *Ce qui caractérise les fièvres pestilentes ce n'est pas la putridité plus grande, ni la localisation autour du cœur, c'est quelque chose de spécial, ce sont des infiniment petits qui ne tombent pas sous nos sens qui, ou naissent dans notre corps, ou y sont apportés du dehors et l'infectent et vont reproduire (germes de la contagion) une maladie absolument semblable chez un autre.* En d'autres termes, il définissait l'équivalent de ce que nous appelons un micro-organisme pathogène contagieux, responsable des maladies infectieuses et de leurs épidémies et dont l'action se traduisait, selon Fracastor, par la corruption et la génération de certains éléments : *Les premiers germes qui ont adhéré aux humeurs voisines à celles qui ont pour eux une affinité génèrent d'autres germes identiques à eux, les propagent et ceux-ci à d'autres, jusqu'à ce que la masse tout entière des humeurs en soit infectée. Les germes ne font pas seulement cela, ce qu'ils font surtout c'est de créer des germes semblables à eux, toute une série de rejetons qui, portés à un autre, y sèment la contagion.*

Il distinguait trois modes de transmission :

1°par contact direct : syphilis, lèpre, phtisie ou gale.

2°par l'intermédiaire d'objets porteurs de germes comme les vêtements, la literie, et qu'il désignait sous l'appellation de *fomites.*

3°par l'air, à distance, sans contact direct, comme cela pouvait se voir pour la peste, la phtisie ou l'ophtalmie purulente. Il lui manquait alors la notion d'animal vecteur.

Il avait pressenti la résistance et la persistance des agents de la contagion : *Car il est étonnant de voir avec quelle ténacité et pendant combien de temps ce virus peut rester dans un foyer, puisque nous avons vu des vêtements portés par des phtisiques avoir pu donner la contagion après deux ans. Les chambres, les*

---

[25] Fracastor, *Les trois livres*, 7.

[26] Fracastor, *Les trois livres*, 65.

lits de repos, les grands lits où sont morts des phtisiques peuvent en faire autant. Il faut penser qu'il n'est pas resté autre chose dans ce foyer que les germes de la contagion...[27]

Entrevoyant l'immunité de certains individus vis-à-vis de l'infection, il écrivait : *Parmi les humains, les uns seront inévitablement atteints, d'autres, non. C'est ainsi que des gens vivent indemnes parmi les pestiférés et que d'autres ne le peuvent pas*[28]*... l'accoutumance est possible, qui s'oppose à toute réceptivité.*

Il rangeait parmi les maladies contagieuses : la variole, la rougeole, les fièvres pestilentielles (vraisemblablement des salmonelloses), la suette anglaise (syndrome grippal), la fièvre pétéchiale (le typhus), la vraie peste, la phtisie, la rage, la syphilis, l'éléphantiasis (essentiellement la lèpre), la gale. Il indiquait leur traitement dans un chapitre à part.

La thérapeutique des maladies décrites par Fracastor reposait sur des règles de bon sens : *Si vous êtes arrivés au début du mal, et si vous étouffez à ce moment les germes de cette contagion... ces germes morts, la maladie sera arrêtée dans sa marche*[29].

Par conséquent, selon lui, il ne fallait en aucun cas perdre de vue le stade de la maladie : la matière était-elle sur le point d'être infectée ou avait-elle déjà commencé de l'être ? Avait-on défini les principes d'où la putréfaction tirait son origine et déterminé comment elle avait débuté ? La matière était-elle définitivement corrompue ? Enfin, avait-on distingué ce qui relevait de la putréfaction seule : plénitude (pléthore) [30], obstruction [31], altérations humorales (mauvaise qualité des

---

[27] Fracastor, *Les trois livres,* 142.

[28] Fracastor, *Les trois livres,* 44, 71.

[29] Fracastor, *Les trois livres,* 219.

[30] La pléthore pouvait être générale ou locale. Générale, elle se caractérisait par un faciès vultueux, une dilatation des vaisseaux, une tendance aux saignements, à la somnolence, des vertiges, et la menace d'un accident vasculaire cérébral. La pléthore locale concernait un organe en particulier comme les poumons accompagnée d'une dyspnée ou les vaisseaux sanguins distendus par l'abondance du sang.

[31] Pour la médecine humorale, ce mot désignait un engorgement, un embarras qui se constituait dans les conduits ou les vaisseaux de l'organisme, du fait d'une altération d'une humeur en quantité, en qualité ou en mobilité ou bien d'une sténose de ces tuyaux. De nombreuses maladies, surtout abdominales, engendraient cette *oppilation* (obstruction) notamment au niveau du foie et de la rate dans les fièvres.

humeurs : *cacochymie*), de ce qui dépendait spécifiquement des germes de la contagion eux-mêmes ? Et c'était là le point crucial, ce point sur lequel les médecins allaient ferrailler pendant encore un demi-millénaire : la spécificité contre la spontanéité, la semence germinative contre la génération spontanée[32].

Dès lors, il devenait impératif d'établir le diagnostic et de déterminer le type de contagion : la maladie avait-elle été transmise par l'air, par un autre individu ou bien était-elle née dans le corps même du sujet atteint ? On pouvait également évoquer l'existence d'un foyer infectieux proche ou distant. Les armes thérapeutiques, on les puisait dans l'immense arsenal des médicaments tirés des plantes, des animaux et des minéraux. En cela, Fracastor était en parfaite harmonie avec la polypharmacie de son temps. En revanche, il ne visait pas la maladie comme une entité diffuse frappant les humeurs selon la constitution du malade et les constitutions environnementales. Non, il ciblait l'agent causal, cette semence spécifique, porteuse du mal. Deux catégories de remèdes avaient la propriété d'étouffer ou de tuer les germes : les médicaments très chauds ou les médicaments froids et secs. Mais Fracastor, fidèle aux conceptions atomistes, précisait : *Les substances qui ont pour les germes une antipathie spirituelle ne sont pas faciles à indiquer puisqu'avec elle, elles possèdent aussi l'antipathie qui se trouve dans les qualités matérielles*[33]. Néanmoins, certaines recélaient une plus grande force que celle issue des qualités matérielles. C'était le cas, nous le verrons, de certains minéraux (bol d'Arménie, terre de lemnos, pierres précieuses), de la corne de licorne, du scordium, de l'heptaphyllon, de la thériaque.

Dans la première catégorie, celle des médicaments chauds, on trouvait, entre autres, la tormentille, le scordium, la myrrhe, le cèdre ou l'aloès qui luttaient contre les germes eux-mêmes et qu'on administrait en décoctions.

Dans la seconde, les médicaments froids, les minéraux dominaient : terres de Lemnos, d'Arménie ou de Samos, pierres précieuses dont l'émeraude était la plus recherchée, plus pour

---

[32] Fracastor, *Les trois livres*, 222-223.
[33] Fracastor, *Les trois livres*, 240.

son prix que pour son action, selon Fracastor ! Mais on y trouvait aussi des végétaux (trèfle ou tamarin par exemple), des substances animales mythiques comme la corne de licorne ou plus prosaïques comme l'os du cœur de cerf (athérome calcifié).

Enfin, le médecin pouvait toujours recourir aux antidotes comme la thériaque, les trochisques [34] de vipère, le musc, l'ambre.

Fracastor décrivait la putréfaction comme une sorte de *dissolution du mixte* (les quatre constituants du corps) *par l'évaporation de la chaleur et de l'humidité innées. Cette évaporation vient des parties ramollies par l'humidité et soulevées par la chaleur extérieure. Pour s'y opposer, il est évident qu'il faut d'abord éloigner cette chaleur extérieure qui vient y pénétrer ; puis en desséchant l'humidité qui ramollit les parties, enfin en empêchant la dissolution du mixte.* Les résines, les poudres imputrescibles, finement réduites, arrêtaient l'action destructrice des germes... *Les infiniment petits humides pénètrent dans les très petits pores des substances sèches, dont ils ne peuvent se séparer à cause de* l'absence de défense *(vacuum)*[35].

On combattait la putréfaction[36] en desséchant l'humidité et en empêchant la dissolution soit par les caustiques comme le verdet, l'onguent égyptiaque ou l'orpiment, soit par diverses résines, celle du cèdre notamment. Encore fallait-il savoir ne les utiliser qu'au début de l'infection quand le *contagium* était virulent, mais extérieur et donc accessible. Plus tard on recourait aux matières résineuses et aux poudres qu'on y incorporait.

Les germes pouvaient être étouffés, brisés, chassés ou repoussés. En revanche, leur présence à l'intérieur du corps

---

[34] Les trochisques, ou pastilles, étaient composés de substances sèches pulvérisées et malaxées dans un liquide, le plus souvent de l'eau ou du vin avec, comme excipient, un mucilage ou de la mie de pain. On leur donnait ensuite la forme d'une tablette, ou d'une pilule, puis, après séchage, on les conservait dans des petits pots. R. Teyssou, *ibid.*

[35] Fracastor, *Les trois livres,* 233, 234, 235.

[36] *La contagion sera alors une putréfaction passant de l'un à l'autre, putréfaction dont les germes sont très actifs, constitués qu'ils sont par une combinaison solide et épaisse, et ayant pour les organismes vivants une antipathie non seulement matérielle, mais encore spirituelle : définition qui nous donnera la clef de tous les phénomènes qui se passent autour de la contagion.* Fracastor, *Les trois livres,* 233, 50-51.

rendait impossible leur étouffement par les caustiques. Il fallait alors utiliser l'eau froide en boisson, mais au prix d'effets secondaires fâcheux dont la *crudité* des humeurs (substances n'ayant pas subi la coction qui les rendrait assimilables) et l'*oppilation* (obstruction) étaient les plus redoutés. On devait donc en limiter l'usage aux cas de grand échauffement de la bile. On pouvait les chasser en agissant uniquement sur les matières auxquelles ils adhéraient. On les brisait ou on les repoussait par antipathie : si les humeurs étaient épaisses et froides on prescrivait des remèdes secs, voire chauds, en évitant les styptiques[37] (astringents) ; si elles étaient subtiles et âcres, on prenait des remèdes secs et froids, voire astringents (qui avaient la propriété de provoquer une rétraction au niveau des parties qu'ils touchaient et de ralentir ou d'arrêter les évacuations).

On évitait dans tous ces cas de saigner, surtout lors d'un contage venant de l'extérieur : cela attirait les germes vers le cœur. C'était particulièrement vrai quand la contagion était disséminée. En revanche, la phlébotomie était licite lorsque le contage était d'origine endogène. D'une manière générale, les sangsues n'étaient pas contre-indiquées.

L'usage des purgatifs, même doux, était controversé, sauf quand la matière était corrompue et ne s'évacuait pas spontanément par diarrhée, pustules ou abcès.

On devait faire transpirer le malade : fenouil, scordium...

Quant au régime, il devait être sobre, écarter le vin, lui préférer l'eau citronnée ou l'infusion de cannelle, de cuscute, de bourrache, par exemple. Parmi les aliments, il fallait donner la préférence à la laitue, à l'endive, au panais, au riz, aux cerises aigres. Il était bon de mastiquer en permanence du genièvre, de la racine de galanga, du macer, de la cannelle. On touchait les narines avec une éponge imbibée de vinaigre ou d'eau de roses. On ne devait pas trop chauffer les maisons, car cela ouvrait les pores de la peau et facilitait la pénétration de miasmes. Les vêtements devaient être en toile, pas en laine. Ils devaient être tenus propres et souvent changés.

---

[37] Comme la bistorte, la mûre ou le mirobolan.

Fièvres pestilentes : la typhoïde[38]

Les fièvres pestilentes se distinguaient des autres fièvres putrides par des symptômes spécifiques. Contrairement à la doctrine de Montanus (1498-1551), inspirée de celle de Galien (129-201), théorie qui incriminait l'humidité, Fracastor mettait en cause les germes de la contagion *qui, transportés sur un autre, produisent en lui ce qui était dans le premier…* Aussi, pour qu'une fièvre soit pestilente, fallait-il qu'elle fut produite par des germes et par eux seuls. Fracastor concluait : *Si nous voulons définir la fièvre pestilente, nous dirons que c'est une fièvre de putréfaction sordide et profonde renfermant les germes d'une contagion très active par elle-même, ce qui la rend mortelle et contagieuse pour les autres ; -et c'est là la caractéristique de la fièvre pestilente, et non la putréfaction qui se fait au cœur ou dans son contenu*[39].

Les fièvres pestilentes avaient des affinités avec le sang, ou bien avec la bile, ou bien encore avec d'autres humeurs, parfois toutes, parfois uniquement les esprits[40]. La contagiosité élevée de ces fièvres était probablement consécutive à l'activité importante et à la grande subtilité de leurs germes[41].

La typhoïde avait longtemps été confondue avec l'ensemble des maladies fébriles, elle avait été ou serait dénommée fièvre inflammatoire, muqueuse, putride, bilieuse, pituiteuse, maligne, adynamique, ataxique, pestilentielle, lente, entéro-mésentérique, nerveuse, dothiènentérie. Fracastor la distinguait cependant et lui trouvait quelques traits spécifiques : *Les gens atteints sont le plus souvent dans l'état de veille mêlée à des intervalles de sommeil ; le pouls est comme dans les autres (fièvres contagieuses) plus rare et plus petit que semble le demander la maladie. Les urines sont troubles ou blanches ou*

---

[38] Maladie strictement humaine causée par *Salmonella enterica typhi* ou *paratyphui A, B* ou *C*, à contage hydrique ou alimentaire.

[39] Fracastor, *Les trois livres,* 104, 105.

[40] Les esprits, substances subtiles, aérées, claires, étaient produits par la portion la plus déliée du sang : l'esprit animal siégeait dans le cerveau et procurait le mouvement et le sentiment : esprit sensitif ; l'esprit vital siégeait dans le cœur et diffusait par les artères la chaleur à tout le corps. Il engendrait l'esprit *animal* par le *rete mirabilis,* réseau vasculaire de la base du cerveau. L'esprit naturel, issu du foie, distribué par les veines, faisait double emploi avec l'esprit animal.

[41] Fracastor, *Les trois livres,* 133.

semblables à celles des gens bien portants. Les déjections sont corrompues, liquides, sentent mauvais... comme cette contagion se gagne très rapidement, il faut penser que les germes de ces fièvres sont très actifs et très subtils et qu'ils ont de l'analogie surtout pour les esprits et les choses spirituelles ou les humeurs bilieuses. Il fallait éviter la saignée. En revanche on pouvait purger avec de la casse, de la rhubarbe. On combattrait la contagion par de l'eau de cuscute, de chicorée, de nénuphar ou de lichen. Ces fièvres véritablement pestilentes, *tuent la plupart des gens quelles frappent* [42] au point que Fracastor recommandait de détruire les objets touchés par les malades. Il expliquait *que les Républiques agissent avec grande sagesse, en établissant des lois qui forcent à brûler tout le mobilier des maisons atteintes, et qui en désintéressent les héritiers par les deniers publics*[43]. Il semblait licite d'utiliser la squine et le gaïac réservés théoriquement au traitement de la vérole : leur sécheresse, ni résineuse ni chaude, les prédisposait à favoriser la sudation et l'ouverture des pores de la peau. Certains médicaments avaient une action préventive comme la thériaque ou le bol d'Arménie. Quand la maladie était déclarée, on prescrivait, sans trop d'illusion, terre de Lemnos, corne de licorne dans de l'eau de rose et du vinaigre. Pas de vin, on le remplaçait par de l'oxycras. La viande (les aliments) serait arrosée d'eau de rose pendant la cuisson. Les légumes verts seraient préférés, soit cuits, soit en salade. Cette fois encore, Fracastor récusait la saignée :... *je pense qu'il ne faut pas faire la phlébotomie dans ces sortes de fièvres, puisque très rarement elles se font primitivement en nous, mais viennent du dehors, ou d'un foyer, ou encore de l'air, ou d'un malade. Mais, quelle qu'en soit l'origine, la section de la veine ne peut être que de peu d'utilité puisque les germes ne peuvent être éliminés ; bien plus, elle peut être très nuisible parce que la contagion est entraînée au dedans... la plus grande partie de ceux auxquels la veine a été ouverte, sont morts*[44]. Il fallait préférer les clystères, la casse, la rhubarbe, le sirop rosat aux médications

[42] Fracastor, *Les trois livres,* 246.
[43] Fracastor, *Les trois livres,* 285.
[44] Fracastor, *Les trois livres,* 290-291.

drastiques (purgatifs énergiques). Tous les efforts du thérapeute visaient *à l'extinction de la contagion* [45]. La préparation associant du suc de limon (citron), du vinaigre et du bol d'Arménie était particulièrement adaptée à cet objectif.

Parmi les fièvres pestilentes, la suette occupait une place à part.

En effet, elle atteignait la partie la plus subtile du sang et ne guérissait qu'au prix d'une abondante transpiration du malade. C'était le seul traitement. L'absence de sudation signifiait l'évolution fatale de la maladie.

La fièvre lenticulaire [46], puncticulaire ou péticulaire : le typhus exanthématique

Les grandes directives thérapeutiques, Fracastor les appliquait à toutes les maladies qu'il considérait comme contagieuses, notamment cette fièvre lenticulaire qu'il avait observée durant le concile de Trente. Cette maladie nommée *pourpre* par les français, *tabardillo* par les espagnols, *petecchie* par les italiens et *Fleckfieber* par les Allemands, était caractérisée par une éruption ressemblant à des piqûres de puces. Voici comment Fracastor décrivait la fièvre lenticulaire ou puncticulaire ou péticulaire ou typhus, dans le chapitre six du deuxième livre du *De contagione* : *Cette fièvre est donc contagieuse, non rapidement, ni par foyer et à distance, mais seulement par le commerce avec le malade. Comme au début toutes les fièvres pestilentes sont calmes et douces, celle ci a une période d'invasion tellement calme que c'est à peine si les malades veulent voir le médecin ; ... mais bientôt apparaissent les signes de la fièvre maligne... de la courbature par tout le corps, de la lassitude comme à la suite d'une course fatigante ; le décubitus était dorsal, la tête s'alourdissait, les sens étaient hébétés, et après le quatrième ou le septième jour le malade perdait toute connaissance... puis autour du quatrième et du septième jour sortaient aux bras, sur le dos et sur la poitrine*

[45] Fracastor, *Les trois livres*, 292.

[46] Typhus exanthématique, du à *Rickettsia prowazecki*, dont le vecteur est le poux du corps et dont les symptômes sont un syndrome infectieux sévère, un exanthème maculeux, parfois purpurique, et un tuphos (état de stupeur et d'abattement intenses).

des taches rouges souvent pourprées, semblables à des piqûres de puce, comme des lentilles, d'où le nom qu'on leur a donné[47]*... Le sommeil était habituel et profond chez ceux qui avaient le sang pituiteux, ; la veille au contraire habituelle à ceux qui avaient le sang bilieux*[48]*... Lorsque cette maladie est commune à tous elle frappe plus facilement les délicats que les plus robustes et ceux qui ont plus de sang et sont plus humides. Tels sont les nobles à cause de leur luxe et de leur vie oisive. Le peuple, au contraire, est plus robuste et plus sec puisqu'il se fatigue plus et qu'il a une nourriture plus simple. Voilà comment se comportent les fièvres lenticulaires et quelles sont leurs causes*[49].

Le plus grand désaccord régnait entre les médecins à propos du traitement de cette fièvre.

On prescrivait une diète légère, des boissons d'eau vinaigrée. Si l'air contenait quelque virus, on le purifiait avec des fumigations ou des irrigations. La saignée devait être évitée. Il fallait purger avec modération : manne, aloès, casse. On favorisait la sudation avec des décoctions de fenouil ou de figues sauvages. On administrait avec avantage la terre de Lemnos, le bol d'Arménie, la corne de cerf et de licorne, les perles, les coraux, les hyacinthes, les saphirs. Les uns saignaient, les autres pas. Les uns donnaient du vin pur, les autres de l'eau claire. Les uns prescrivaient des remèdes âcres et forts, les autres des médicaments plus légers. Chimistes et empiriques s'opposaient. Les premiers prescrivaient des liqueurs sublimées et perdaient beaucoup de leurs malades. Les autres, constatant la similitude entre la maladie et un empoisonnement, utilisaient des contrepoisons comme le bol d'Arménie ou la terre de Lemnos et leurs patients périssaient en grand nombre ! Quelques-uns prescrivaient des digestifs (remèdes qui avaient la propriété de désagréger et de disperser les matières stagnant dans les tissus) ou des remèdes froids, mais leurs clients trépassaient immanquablement. Fracastor interdisait le vin, désinfectait l'air, prescrivait une diététique

[47] Fracastor, *Les trois livres,* 119-120.
[48] Fracastor, *Les trois livres,* 126.
[49] Fracastor, *Les trois livres,* 130.

sobre. Il saignait uniquement *si la corruption est née primitivement chez quelqu'un où vous aurez été appelé dès le début*[50], sinon, s'abstenir et opter pour les sangsues. Même prudence avec les purgatifs qui entraînaient les germes en dedans, agitaient le sang et n'expulsaient pas beaucoup de germes. Le sirop rosat résolutif (qui faisait disparaître les engorgements en ouvrant les pores ou en ramollissant l'humeur ou en calmant les mouvements des esprits) seul ou associé à l'agaric, était indiqué. Les poudres minérales devaient être d'une mouture suffisamment fine pour diffuser dans l'organisme sans provoquer d'obstruction. Parmi les sirops, les meilleurs étaient celui de fumeterre et celui de pimpinella.

Charbon[51], bubon pesteux[52]

Le charbon posait un problème spécifique : il fallait le cautériser soit au fer rouge, soit avec l'onguent égyptiaque, soit avec du sublimé ou du levain mélangé à du suc de scille et à du sublimé. Après la chute de l'escarre, on appliquait du beurre, on nettoyait régulièrement sans recouvrir d'un pansement.

Sur les bubons pesteux pas encore mûrs, on appliquait, après scarification, de l'opoponax ou du vitriol ou des sangsues. Après maturation, on faisait des emplâtres, le cas échéant, de farines de lin et de fénugrec ou de styrax liquide. Le bubonium (petit muguet, *aster atticus ou inguinalis*) était d'une remarquable efficacité. Il fallait absterger avec des abstersifs forts (substances qui enlevaient les sécrétions à la surface des tissus lésés) comme l'iris, l'aristoloche, le peucedanum ou l'ellébore. L'ultime remède, celui dont l'échec signifiait que la maladie était la plus forte, était composé de suc d'Alleluia, de suc de citron, de diascordium, de poudres de pierres précieuses et de vinaigre. On le faisait boire en totalité. Fracastor avait

---

[50] Fracastor, *Les trois livres,* 268.

[51] Provoqué par *Bacillus anthracis*, germe pathogène des animaux sauvages ou domestiques, il est transmissible à l'homme par voie percutanée, digestive ou respiratoire.

[52] L'agent pathogène de la peste est le *Yersinia pestis* transmis par la puce. Deux formes classiques : le bubon suppuré en général inguinal ou l'atteinte broncho-pulmonique primitive.

confectionné un diascordium contre la peste dont le principe actif était le scordium ou germandrée aquatique.

Rage[53]

C'était la morsure du chien et le contact de sa salive avec le sang qui contaminait le malade. La maladie se propageait ensuite lentement ne se manifestant qu'après des semaines voire des mois d'évolution silencieuse. Le germe de la rage avait, selon Fracastor (1483-1553), une affinité avec les *solides* tels que les nerfs, puisqu'il progressait lentement, mais aussi avec les humeurs *épaisses* comme le phlegme et la bile noire, car la fureur des enragés ressemblait à celle des *mélancholiques*. Les causes de l'hydrophobie lui paraissaient mystérieuses et il les attribuait à l'imagination qui leur faisait redouter tout liquide contraire au dessèchement provoqué par la maladie…

Pour la rage, il fallait brûler la morsure. Mieux encore, après scarification de la plaie, on appliquait une grosse sangsue pour sucer le virus, application suivie d'une cautérisation avec l'or, l'argent ou le fer incandescents. On pouvait utiliser également les caustiques. Si la morsure était vue tardivement *et que le contage a déjà des racines profondes*[54], il fallait appliquer des emplâtres qui attiraient et desséchaient, composés comme suit : *galbanum, orchis, opoponax, aa 5 onces ; euphorbe, 1 drachme, iris, iris sauvage, aristoloche, gentiane, aa 1 drachme ; nitre, soufre, aa 2 scrupules, cire Q.S.*[55]. Suivait une discussion, et elles étaient fréquentes sur ce thème à l'époque, portant sur l'identification d'une plante spécifique de la rage : l'alysson. Pline (23-79) la trouvait proche de la garance, ce que contestait Dioscoride (1er siècle). Aétius d'Amide (502-575) l'identifiait comme une héraclée ou sclarée. Jean Ruelle (1474-1537) pensait que c'était une liliacée, Fracastor estimant pour sa

---

[53] Maladie virale transmise à l'homme par la morsure, ou la contamination salivaire d'une plaie pré-existante, d'un animal infecté. Incubation de 10 jours à plus d'un an.

[54] Fracastor, *Les trois livres*, 310.

[55] L'unité de poids la plus petite, sur laquelle reposait l'ensemble des mesures, comme pour les nombres, autrement dit l'unité, c'était le grain : 50 mg. A partir de lui, on calculait l'obole, la drachme ou gros, l'once et la livre. L'obole pesait douze grains : 0,6 g ; le scrupule, vingt-quatre : 1,20 g ; la drachme valait trois scrupules c'est-à-dire soixante-douze grains : 3,5 g ; l'once valait huit drachmes, soit cinq cent soixante-seize grains : 28,8 g, la livre, 500 g.

part qu'il s'agissait d'une orvale ! Mais certains parlaient de bétoine, voire d'herbe de Saint Jean… Fracastor concluait que, finalement, c'était peut-être bien une syderitis et choisissait de traiter ses enragés… avec de la petite garance.

Phtisie[56]

Facastor (1483-1553), qui avait pratiqué des autopsies de malades morts de tuberculose, avait remarqué que la maladie atteignait tout ou partie des poumons, mais que seule la constatation de telles lésions permettaient d'affirmer le diagnostic. Il soulignait le rôle important de la contamination directe entre individus et indirecte par les vêtements ou la literie des *phthisiques* où l'agent de la contagion, très résistant, pouvait subsister plusieurs années. Cette contamination pouvait très bien atteindre des sujets sains. C'était elle qu'il fallait combattre pour éviter la propagation de la maladie : *Il peut se faire que quelqu'un qui n'est atteint d'aucun catarrhe, qui n'a pas eu de veine rompue, qui n'a aucun ulcère autour de la poitrine, qui n'a pas eu de pleurésie, qui, en somme, n'a eu aucune maladie, mais est parfaitement sain, puisse contracter cette affection par un commerce habituel, par la vie en commun avec un phthisique ou encore par l'intermédiaire d'un foyer, car il est étonnant de voir avec quelle ténacité et pendant combien de temps ce virus peut rester dans un foyer, puisque nous avons vu des vêtements portés par des phthisiques avoir pu donner la contagion après deux années. Les chambres, les lits de repos, les grands lits où sont morts des phthisiques peuvent en faire autant. Il faut penser qu'il n'est pas resté autre chose dans ce foyer que les germes de la contagion*. Pour la phtisie, peu de remèdes, simplement des précautions pour éviter la contagion tant par la literie que par les vêtements ayant appartenu au malade, l'agent contagieux pouvant persister pendant deux ans. On pouvait faire inhaler des vapeurs de sandaraque, prescrire l'iris, la décoction de racines d'arum ou le dictame de Crète. A un stade plus avancé, on utilisait des résines, la racine de squine ou la pulmonaire, pour les phtisiques désespérés. On pouvait

[56] Due au bacille de Koch (Mycobacterium tuberculosis), elle se manifeste par des atteintes thoraciques ou générales.

aussi enduire le dos et la face interne des bras avec un onguent constitué d'*axonge, 5 onces ; beurre, 2 onces ; térébenthine, 1 once ; styrax liquide, 5 onces ; iris, encens, aristoloches, aunée, aa 2 drachmes, vif argent 1 once*, pour faire rendre par la salive *la matière corrompue* et pour détruire *les germes de la contagion*[57].

Variole[58] et rougeole[59]

Ces maladies étaient essentiellement infantiles. La rougeole était faite d'une matière subtile, bilieuse qui ne laissait pas de cicatrices à l'inverse de la petite vérole : l'éruption restait plane alors que celle de la petite vérole croissait, blanchissait avant que de *venir en crouste*. On pouvait passer de la variole à la rougeole selon la nature des humeurs mises en cause par la maladie. La rougeole était due à une sorte de crise, qui, chez l'enfant séparait son propre sang de celui qui lui venait de l'infection menstruelle maternelle. C'était un diagnostic d'inspection, car peu de signes annonçaient la venue du mal en dehors d'une notion de contage, d'une fièvre inexpliquée, de courbatures, d'un érythème facial et d'yeux brillants. Pour la rougeole, l'éruption apparaissait au quatrième jour. Pour l'une comme pour l'autre de ces fièvres éruptives, il fallait laisser faire la nature au début, si nécessaire aider à l'ouverture de pores avec le fenouil, le carvi ou le persil et tempérer l'ébullition des humeurs si elle était trop forte du fait de leur épaisseur avec de la gomme adragante.

---

[57] Fracastor, *Les trois livres,* 307.

[58] Maladie virale due au Pox-virus très contagieuse, d'une incubation de 12 jours, caractérisée par une éruption initialement maculo-papuleuse se transformant en vésicules puis en pustules pendant 7 à 15 jours, d'évolution variable, pouvant être mortelle.

[59] Due à un myxovirus, cette virose en général bénigne, débute par un syndrome infectieux sévère et évolue vers un exanthème maculo-papuleux d'abord limité à la tête puis s'étendant à l'ensemble du corps en 2 à 4 jours.

Syphilis[60]

Le surgissement brutal en Europe de la syphilis allait faire naître dans l'esprit de Fracastor la notion de contagion non plus par la vieille doctrine *aériste* mais par une transmission par des *seminaria*, des germes, dotés de sympathie avec certaines humeurs. La fréquence avec laquelle les épidémies atteignaient les classes défavorisées de la société, mal nourries, mal logées, s'expliquait, selon les médecins de l'époque, par la crudité (substances n'ayant pas subi la coction qui les rendrait assimilables) des humeurs des pauvres qui favorisait leur réceptivité aux semences de la contagion. Une autre influence était perceptible dans la théorie fracastorienne, celle du poète latin Lucrèce[61] (-99/-55). Celui-ci écrivait *Corporibus caecis igitur natura gerit res* (C'est donc au moyen de corps imperceptibles que la nature accomplit son œuvre)[62]. Il existait en effet une similitude entre les semences imaginées par Fracastor et les corps invisibles qui se détachaient des objets pour atteindre les sens du sujet et y déclencher la sensation. Mais les semences de Fracastor, elles, se détachaient de la surface du corps et allaient se répandre presque par engendrement dans un autre organisme y répandant soit les gommes syphilitiques, soit le pus et les hémoptysies de la tuberculose, soit les bubons de la peste. Lucrèce avait précisé sa pensée dans ces vers du chant VI et dernier du *De rerum natura* que l'auteur des *Trois livres* avait certainement lu : *Nunc ratio quæ sit morbis, aut und repente mortiferam possit cladem conflare coorte morbida vis hominum generi pecudumque catervis, expediam. Primum multarum semina rerum esse supra docui, quae sint vitalia nobis : et contra, quæ sint morbo mortique necesse est multa volare.* (Dès lors, quelle est la cause

---

[60] Maladie sexuellement transmissible, due à *Treponema pallidum*, elle évolue en 4 périodes après une incubation silencieuse de 20 à 25 jours : période primaire (chancre du 25è au 40-50è jour) ; période secondaire en deux séquences, d'une part phase précoce (roséole) jusqu'au 3è-4è mois, d'autre part phase tardive jusqu'à la 2è-3è année ; enfin, période tertiaire.

[61] C'est à l'abbaye de Fulda, fondée au 7è siècle, que Poggio Bracciolini (1380-1459) découvrit, en 1417, une copie d'un manuscrit datant de 50 ans avant J.-C., le *De rerum natura* écrit par un certain Titus Lucretius Carus, œuvre d'une dangereuse radicalité, promettant le démantèlement de la foi. Voir S. Greenblatt, *Quattrocento*, Paris, 2011.

[62] Lucrèce, *Ibid.*, I, 7, 329 et suiv.

des maladies et d'où surgit tout à coup cette force malsaine qui sème ses dévastations parmi hommes et troupeaux. Il existe d'abord d'innombrables germes qui sont vitaux pour nous, comme je l'ai déjà dit, et beaucoup d'autres à l'inverse, qui sont porteurs de maladie et mortels, nombreux dans l'air [63]). Fracastor, semble-t-il, réfutait l'origine américaine de la maladie et expliquait son surgissement brutal par un influx céleste qui avait réveillé le fléau *après de longs siècles d'oubli* (conjonction de Mars et de Saturne dans la constellation du Cancer[64]) argument astrologique retrouvé chez tous les auteurs de l'époque qui expliquaient la maladie par un trouble des humeurs induit par d'hypothétiques effluves astrales. Il écrivait à ce propos : *Du reste il eut été impossible qu'en aussi peu de temps cette contagion, qui par elle-même est lente et ne se gagne pas facilement, ait pu se répandre sur une aussi grande surface de territoire n'ayant eu d'autre source que l'Espagne, et en France, et en Italie, et en Allemagne et dans presque toute la Scythie* [65] . Il était convaincu du rôle déterminant des conjonctions célestes qui suscitaient *une grande quantité de vapeurs qui, mêlées à l'air de différentes manières et agitées, enfantent une putréfaction sordide dont les germes sont importés dans nous dans le phlegme épais et sale avec lequel ils ont de l'analogie : d'où enfin était né cette contagion qui bientôt infecta tant d'individus et tant de pays, en particulier par l'air lui-même disséminant les principes et les germes, en partie par le passage de la contagion de l'un à l'autre*[66]. Le chancre d'inoculation lui avait échappé, mais il décrivait l'incubation silencieuse et sournoise puis les manifestations secondaires locales, et généralisées. Sa connaissance des formes malignes, infantiles, héréditaires ou acquises était précise même si sa formulation nous paraît fantaisiste. Il distinguait le traitement des formes récentes de celui des formes invétérées,

---

[63] Lucrèce, *Ibid.*, **VI,** *139*, 1089 et suiv.

[64] C'était l'excès de l'humeur mélancolique et de la pituite salée qui déterminait un grand trouble et une sécheresse du foie à l'origine du mal. Cette abondance des humeurs était consécutive à l'impureté de l'air, à la mauvaise conduite et à la dépravation des mœurs.

[65] Fracastor, *Les trois* livres, 166.

[66] Fracastor, *Les trois livres,* 173-174.

celui des formes avec atteinte osseuse ou nerveuse de celui des formes à dominante cutanée ou douloureuse ou *gommeuses.*

Fracastor avait déjà développé sa description de la vérole dans son poème *Syphilis sive morbus gallicus,* publié en 1526 puis 1530. Cette fois, il la peaufina avec soin : *Le mal commençait sans contagion ; chez d'autres, et c'était le plus grand nombre, il était transmis par contagion. Tout espèce de contact ne suffisait pas pour lui donner naissance ; il fallait pour cela que deux corps se fussent échauffés ensemble, ce qui arrive notamment dans le coït. C'est aussi par le coït que la plupart fut infectée. Cependant bon nombre d'enfants contractaient la maladie en tétant leur mère ou bien leur nourrice. Le mal ne se transmettait pas à distance. Il ne se manifestait pas tout d'abord, mais quelques fois au bout d'un mois, ou de deux, ou même de quatre. Certains signes annonçaient déjà que le mal existait en germe. Les malades étaient tristes, las et abattus : ils avaient le visage pâle ; il venait à la plupart des chancres aux parties honteuses. Ces chancres étaient opiniâtres, quand on les avait guéris dans un endroit ils paraissaient dans un autre et c'était toujours à recommencer. Il s'élevait ensuite sur la peau des pustules avec des croûtes ; elles commençaient dans les uns par attaquer la tête, et c'était le plus ordinaire ; dans les autres elles paraissaient ailleurs. D'abord elles étaient petites, ensuite elles augmentaient peu à peu jusqu'à la grosseur d'une coquegland, dont elles avaient la figure, d'ailleurs assez semblables aux croûtes de lait des enfants. Dans quelques-unes les pustules étaient petites et sèches ; dans d'autres elles étaient grosses et humides ; dans les uns livides, dans les autres blanchâtres et un peu pâles ; dans d'autres dures et rougeâtres. Elles s'ouvraient toujours au bout de quelques jours et rendaient continuellement une quantité incroyable d'une liqueur puante et vilaine. Dès qu'elles étaient ouvertes, c'était autant de vrais ulcères phagédéniques qui consumaient non seulement les chairs, mais même les os. Ceux dont les parties supérieures étaient attaquées avaient des fluxions malignes qui rongeaient tantôt le palais, tantôt la trachée-artère, tantôt le gosier, tantôt les amygdales ; quelques-uns perdaient des lèvres, d'autres le nez, d'autres les yeux, d'autres toutes les parties honteuses. Venaient à un grand nombre, dans les membres, des tumeurs gommeuses qui les défiguraient et qui étaient souvent de la grosseur d'un œuf ou d'un petit pain. Quand elles attaquaient pratiquement les bras et les jambes, quelquefois, elles s'ulcéraient ; d'autres fois elles demeuraient calleuses jusqu'à la mort. Mais, comme si cela n'eût pas suffi, il survenait encore dans les membres de grandes douleurs en même temps que des pustules, quelquefois plus tôt et quelquefois plus tard. Ces douleurs qui étaient longues et insupportables se faisaient principalement sentir la nuit et n'occupaient pas proprement les articulations, mais le corps des membres et des nerfs.*

Quelques-uns néanmoins avaient des pustules sans douleur, d'autres des douleurs sans pustules, la plupart avaient des pustules et des douleurs. Cependant tous les membres étaient dans un état de langueur ; les malades étaient maigres et défaits, sans appétit, ne dormaient pas, étaient toujours tristes et de mauvaise humeur, et voulaient toutjours demeurer couchés.

Tels étaient les symptômes de la maladie à son origine, mais je parle d'autrefois, car aujourd'hui quoique la maladie soit encore en règne, elle paraît néanmoins différer de ce qu'elle était alors. On voit depuis environ 20 ans moins de pustules et plus de tumeurs gommeuses, tout au contraire des premières années... Depuis environ 6 ans, la maladie a encore notablement changé : on ne voit maintenant de pustules que chez peu de malades presque point de douleurs ou des douleurs bien plus légères, mais beaucoup de douleurs gommeuses. Une chose qui a étonné tout le monde, c'est la chute des cheveux et des autres poils du corps, cela donne un air ridicule. Les uns n'ont point de barbe, les autres point de sourcils, les autres ont la tête chauve : d'abord on attribuait ces accidents aux remèdes, surtout au mercure, même quand on a été mieux instruit ; il arrive encore maintenant pis, les dents branlent à plusieurs et même à quelques-uns[67].

Il ajoutait, *comme la forme poétique n'admet pas tout et ne peut tout traiter, nous avons nécessairement fait beaucoup d'omissions ; aussi de nouveau nous reparlerons du traitement*

[67] Fracastor, *Les trois livres,* 156 et suiv.

de la syphilis, non plus poétiquement, mais médicalement[68]... Cette fois, il abandonnait le ton badin propre au *lusus,* ce jeu intellectuel qui consistait à traiter avec élégance et légèreté les sujets les plus graves ou les plus prosaïques dans des poèmes non plus épiques, mais modestement épicuriens.

On verra que le traitement reposait essentiellement sur le gaïac et le vif argent. L'auteur des *Trois livres* expliquait comment les thérapeutes, déroutés par cette maladie inédite, l'avaient traitée au début comme une inflammation ou comme un éléphantiasis, ce qui avait amené les déboires que l'on sait. Finalement, les empiriques, frappés par les analogies entre la vérole et la psore grave, avaient opté pour un traitement par les caustiques dont le mercure était le plus efficace et le plus *violent parce qu'il est constitué de parties ignées très subtiles, comme le sublimé. Dès que ces particules sont entrées dans le corps et y deviennent actives... il arrive qu'il se produit autour des germes et un effet desséchant et un effet caustique*[69]. Avant d'en arriver à l'utilisation des deux principes actifs utilisés à l'époque, il fallait déterminer si le mal était récent ou ancien, s'il touchait un grand nombre d'organes, s'il atteignait le système nerveux ou les os, s'il se manifestait au dehors ou au dedans, s'il y avait plus d'ulcères et de gommes que de pustules ou l'inverse. On devait tenir compte de l'âge, du sexe, de la saison, de l'année, des complexions. L'atteinte osseuse était un signe de gravité irrémédiable, à moins de brûler l'os. De toutes façons, on devait prendre en compte le climat en le choisissant nordique et froid. Le malade devait rester actif, l'activité physique favorisant la sudation. Les *purgations naturelles habituelles par les narines, par la peau, la gorge, le ventre, et, s'il en est d'autres, par les hémorroïdes, par les règles et le reste*[70] étaient favorisées. Le régime devait écarter les mets putrescibles difficiles à cuire, visqueux qui étaient mal digérés, ceux qui brûlaient ce qui était doux dans le sang. Il fallait donc exclure le lait, les œufs, les fruits et les légumes, les viandes de porc, de bœuf ou de mouton, y compris les poissons à

---

[68] Fracastor, *Les trois livres,* 318-319.
[69] Fracastor, *Les trois livres,* 344-345.
[70] Fracastor, *Les trois livres,* 321-322.

l'exception des goujons, des poissons petits et plats, des perches, des écrevisses, des dorades, des barbeaux, des brochets, des carpes, des sardines. Parmi les viandes autorisées, on notait les chevreaux, les levreaux, les poules, paons, perdrix, faisans, grives, merles, ortolans, alouettes. Seul le vin blanc coupé d'eau était autorisé.

La matière infectée par les germes devait être subtilisée et abstergée, voire rendue liquide, car, épaisse et sordide, elle était d'une grande viscosité et impossible à chasser ou à ramener à la normale. Dès lors, une fois cet objectif atteint, on pouvait envisager son abstersion, ou sa dessication ou même son évacuation par la sueur. La position des médecins était variable : les uns voulaient tout dissoudre par la purgation, les autres par les onctions ou par les fumigations, certains misaient sur la sudation, quelques uns sur les procédés pour combattre la contagion. Enfin, beaucoup opéraient un choix entre ces divers moyens selon la symptomatologie de la maladie[71].

Le gaïac

Le gaïac, arbre originaire des Antilles et ramené par les Espagnols en 1508, était employé dans le traitement de la vérole concurremment avec le mercure. On attribuait à ses qualités sudorifiques son activité thérapeutique sur la syphilis. Fracastor écrivait à son sujet : *Le Gaïac en effet consiste en parties très subtiles chaudes et sèches, ce qui lui permet de dessécher et de provoquer la sueur... il doit être employé en décoction dans de l'eau à laquelle on a ajouté du vinaigre afin qu'il n'augmente pas la fièvre*[72]... Ulrich von Hutten (1488-1523) le rendit célèbre en publiant un livre dans lequel il décrivait sa guérison par le *bois saint* après l'échec de multiples traitements mercuriels. Il affirmait : *Ce bois diminue les écoulements de pus, les détourne ou les tarit d'une manière complète ; il aide d'une façon merveilleuse la cicatrisation des ulcères & chasse le germe morbide profondément caché*[73]. On

[71] Fracastor, *Les trois livres,* 327.
[72] Fracastor, *Les trois livres,* 278.
[73] Hutten, Ulric de, *Livre... sur la maladie française & sur les propriétés du bois de gaïac,* orné d'un portrait de l'auteur précédé d'une notice historique sur sa vie et ses

obtenait parfois des guérisons avec d'autres bois réduits en poudre comme le genévrier, le citronnier, le cyprès, voire l'ébène. Mais le gaïac avait la préférence de Fracastor qui vantait son efficacité résultant de la double propriété de s'opposer à la putréfaction et à la contagion. *Constitué de parties très subtiles et de parties chaudes à la troisième puissance, et sèches, enfin il est résineux, il peut donc dessécher de toutes les façons ; par la chaleur, par la sècheresse elle-même et par imbibition. Il peut aussi provoquer la sueur, subtiliser, liquéfier la matière et l'absterger, et enfin comme en même temps il est résineux il peut s'opposer avec force à la putréfaction et à la contagion*[74]. Il était préférable d'utiliser le vieux bois qui dissolvait, liquéfiait et subtilisait mieux que le bois plus jeune. Il fallait en obtenir une poudre en le limant. On mettait une livre de cette poudre à infuser vingt-quatre heures dans une marmite contenant douze livres d'eau. On chauffait à feu doux. On récupérait et on mettait de côté l'écume. On filtrait cette première décoction et, avec la poudre recueillie dans la passoire on en faisait une seconde qu'on faisait réduire jusqu'au quart. On pouvait ensuite l'administrer au malade une ou deux fois par jour avec un intervalle de six heures, pendant trente jours. L'écume recueillie à la surface était utilisée pour oindre les lésions cutanées. Enfin le gaïac était utilisable dans le traitement des enfants contaminés par leur mère ou leur nourrice. Certains privilégiaient le traitement par sudation : ils utilisaient alors les sudorifiques comme les racines de squine, d'iris, de gentiane en infusions. Mais l'échec de cette thérapeutique était fréquent lorsque la maladie était ancienne : il fallait alors recourir à des traitements plus énergiques parmi lesquels le mercure était le plus efficace. Fracastor contestait néanmoins l'emploi inconsidéré du gaïac que faisaient certains de ses collègues, trop enclins à suivre la mode. Sarcastique, il ajoutait qu'il était *dans la nature des médecins de chercher toujours des choses nouvelles afin d'en acquérir et plus d'autorité et plus de profit*[75].

---

ouvrages, traduit du latin, accompagné de commentaires... par le Dr F.-F.-A. Potton, Lyon, 1865, 179.

[74] Fracastor, *Les trois livres,* 332-333.

[75] Fracastor, *Les trois livres,* 335.

La réputation du gaïac déclina peu à peu au profit du mercure plus efficace. Au XIXème siècle, il figurait simplement parmi les bois sudorifiques, aux côtés du sassafras, de la squine et de la salsepareille.

Le mercure

Le mercure, ou argent vif, l'*argentum vivum* des latins, appelé aussi *hydrargyrum,* était peu utilisé dans l'Antiquité. Dioscoride (1er siècle), Galien (129-201), Aëtius (502-575) redoutaient ses propriétés toxiques. En revanche, les Arabes et les Arabistes, tout en admettant ses dangers, le recommandaient en applications externes contre les teignes, les gales, les rognes, les poux, tels Jean Mésué (777-857), Rhazès (850-932), Avicenne (980-1037) et Jean de Damas (870-930). Ces prescriptions avaient été introduites en Europe aux XIIème, XIIIème et XIVème siècles par Borgognoni (1205-1298), Arnaud de Villeneuve (1235-1315) puis Guy de Chauliac (1300-1368) qui utilisait une composition faite d'euphorbe, de litharge, de staphysaigre, de mercure et de graisse de porc. Entre 1484 et 1495, la syphilis était arrivée avec ses lésions cutanées traitées rapidement par le mercure en applications locales ou en fumigations. Le succès du traitement avait rapidement fait du vif-argent l'agent spécifique de la maladie, comme l'était le soufre pour la gale. On osait même le donner par la bouche et Matthiole (1500-1577), dès 1535, prescrivait l'oxyde rouge de mercure pris à l'intérieur. Pendant quatre siècles, le mercure allait occuper une place prépondérante dans le traitement antisyphilitique. Une de ses formes les plus connues était le sublimé corrosif, deutochlorure de mercure, connu des Arabes et de Geber (VIIIème-IXème siècle) qui l'aurait préparé, au VIIIème siècle. Le turbith minéral ou sulfate jaune de mercure était apprécié de Paracelse (1493-1541) et d'Oswald Croll (1560-1609). Joseph Duchesne (1544-1609), disciple de Paracelse, élève de Rondelet (1507-1566), en faisait le principe actif de ses pilules dites *Tartarées mélanagogue* qu'il prescrivait dans *diverses maladies, d'autant qu'elles purifient toute la masse du sang de plusieurs corruptions qui sont causes efficientes de beaucoup de maux.* Les thérapeutes proposeront encore des spécialités mercurielles administrées par voie intraveineuse ou intramusculaire au-delà de 1950.

Le traitement de Fracastor était, selon la mode du temps, polypharmaceutique à souhait. On a peine à imaginer la débauche effrénée de recettes et de formules sorties de l'imagination des apothicaires. Les praticiens de l'époque y puisaient hardiment et tout particulièrement dans ces grands électuaires[76] dont jadis se glorifiait la pharmacopée.

Comme la vérole était une affection proche de celles que détermine une pituite sordide et épaisse, à cette nuance près que la *phlegme* contenait ici les semences de la contagion, *In quo seminaria contagionis continentur*, il fallait appliquer trois principes thérapeutiques :

Le premier, s'il s'agissait d'une contamination récente, visait à détruire les germes, surtout si apparaissaient sur les organes génitaux *de petits ulcères*[77]. On lavait soit avec de l'eau de roses, soit avec un décocté d'alun et de verdet. On pouvait appliquer un onguent mercuriel. On donnait par la bouche de la thériaque ou du mithridate pour tuer les germes de la maladie.

Le second point à observer en cas de maladie déjà avancée consistait, sans négliger la destruction des germes, à fluidifier la phlegme épaissie, à la digérer comme on disait à l'époque, en prescrivant du sirop d'origan vert, de bétoine, d'hysope, de calamente, de houblon auxquels on ajoutait des eaux ou des décoctions de fenouil, de pimpinella, de chardon bénit, de cuscute, de germandrée ou de bois d'aloès. On pouvait également administrer du scordium, du dictame de Crète, du thym, de la bétoine, du lentisque, de la verveine, du syderitis, de

---

[76] Electuaires : Pourquoi électuaire ? Parce que constitué de substances de choix (*electuare*, choisir en latin). Ces préparations pharmaceutiques de consistance variable, soit solides, soit liquides, étaient constituées de poudres mélangées à du miel ou à du sucre. Comme nous l'avons vu, ils prenaient souvent le nom de leur principal constituant avec le préfixe *dia* (par exemple, le *diascordium* désignait un l'électuaire à base de scordium) ou celui de leur principal effet (ainsi, l'électuaire analeptique restituait leurs forces aux malades abattus par la maladie) ou bien le patronyme de leur inventeur (l'électuaire d'Hamech). Nous citerons parmi les plus populaires : le diamargariton proposé dans les maladies cardiaques en raison de la présence de perles, de santal et de corail blanc dans sa composition ; la poudre des trois santaux à base, entre autres, de santal, de réglisse et de rhubarbe, qui réunissait les qualités voulues pour traiter les maux d'estomac.

[77] Fracastor, *Les trois livres,* 324.

l'amomon en décoction. L'élimination de la matière digérée se faisait en administrant l'opoponax, le bdellium, l'agaric, l'ellébore, le galbanum ou la coloquinte. On pouvait ajouter des médicaments composés comme les pilules *aggrégatives* ou *polychrestes* de Mésué, les pilules arthritiques, les pilules indiennes, d'hermodacte, ou celles de lapis lazuli, l'électuaire indique de Mésué ou Grand Electuaire, la confection de *benedicte* et celle de Hamech.

Enfin, troisième point, en cas de maladie invétérée, il fallait prescrire des purgatifs puis *des aromatiques qui sèchent et abstergent, subtilisent et réconfortent*[78], notamment la cannelle, l'aloès ou le macer en décocté.

Les médecins déployaient des prodiges d'imagination pour expliquer le mode d'action du mercure. Pour Fracastor, il était constitué de particules très chaudes qui communiquaient de la chaleur au corps dès qu'il y pénétrait, mais s'échauffait aussi au contact de la matière à brûler, en l'occurrence les germes, qu'il desséchait et dissolvait.

Nicolas Massa (1499-1569) disait que le mercure, chaud et de structure fine, était apte à *pénétrer, subtiliser, résoudre, sécher, provoquer flux de ventre, sueur, urine, flux de bouche*[79].

Guillaume de Baillou (1538-1616), pensait que le mercure, dont les molécules étaient extrêmement ténues, provoquait la sueur par effet de sa divisibilité, la matière qu'il avait diluée cherchant alors une issue par toutes les voies. Le mercure fuyait la chaleur et, pour cette raison, allait de la profondeur à la surface du corps, n'attaquant jamais le cœur, car craignant le feu. Il était froid en surface, mais brûlant dans son épaisseur. Alexipharmaque (qui a la propriété d'expulser les poisons), il combattait toute corruption. Il possédait une affinité pour les germes de toutes les maladies, car lui-même était le germe de tous les métaux, *partout où se trouve un germe mortifère, le mercure le poursuit par une sorte d'antipathie*. Non seulement il était indiqué dans le traitement de la vérole, mais aussi dans celui des écrouelles et de l'éléphantiasis. *Ce sont trois hydres*

---

[78] Fracastor, *Les trois livres,* 331.
[79] Paré, Malgaigne, *ibid.*, **3**, p. 344.

qu'un même remède herculéen, le mercure, doit vaincre et anéantir[80].

Il existait trois modes d'administration de l'*hydrargyrum* : les frictions, les fumigations et la voie orale.

On l'utilisait en frictions, associé à des corps gras qui ramollissaient la matière et à des remèdes qui détergeaient, liquéfiaient et s'opposaient à la contagion. Avant la friction, on purgeait et on saignait. On oignait ensuite le corps excepté la tête, la poitrine et les aisselles puis on emmaillotait le malade dans de l'étoupe. On proposait la préparation suivante : *Axonge de porc : 5 livres ; Beurre récent : 4 onces ; Térébenthine, Stytilissimis, styrax liquide aa : 2 onces ; Encens, Myrrhe, Mastic, aa : 5 onces ; Iris, Aristoloche, Gentiane, aa : 4 drachmes ; Ellébore : 2 drachmes ; Soufre : 5 onces ; Nitre : I drachme* (3,6 g) *; suc d'Aunée et d'Opium, aa 1 once ; huile de Laurier-rose q. s. ; Vinaigre : 1 once* et *Vif-Argent, un 1/8 du tout ; qu'on mêle pour un onguent dans un mortier de fer*[81]. Les frictions duraient dix jours. Au bout de ce délai, l'apparition d'une hyper-sialorrhée et d'ulcérations buccales imposait l'arrêt du médicament. L'inflammation de la bouche était traitée par des fomentations de lait, d'eau d'orge, de sirops de mûres ou de miel rosat. Les effets indésirables étaient sévères : insomnies, tremblements, ulcérations de la bouche et de la gorge, déchaussement des dents, dont Fracastor disait *que rien ne me paraît plus affreux et plus intolérable* [82]. Sans compter l'impossibilité de mastiquer les aliments solides, la difficulte à déglutir les liquides, les nuits blanches ! En revanche, la disparition des gommes, des ulcères et des pustules ainsi que la dissipation des douleurs clastiques compensaient un peu les redoutables effets secondaires d'un traitement parfois inefficace.

Le traitement mercuriel pouvait également s'administrer par fumigation. Cette méthode était prônée par Nicolas Massa

---

[80] Baillou, *Epidémies et éphémérides*, traduits du latin par Prosper Yvaren, Paris, 1858, p. 95, 101.

[81] Fracastor, *Les trois livres*, 346. Le poids le plus petit, autrement dit l'unité, c'était le grain : 50 mg. L'obole pesait douze grains : 0,6 g ; le scrupule, vingt-quatre : 1,20 g ; la drachme, soixante-douze : 3,5 g ; l'once, cinq cent soixante-seize : 28,8 g.

[82] Fracastor, *Les trois livres*, 349.

(1499-1589) et par Guillaume Rondelet (1507-1566) : on installait le malade dans une sorte de caisse en protégeant son visage par des linges. Ensuite on brûlait à l'intérieur de cette enceinte close du cinabre mêlé à de l'encens. Ces drogues pilées et réduites en poudre impalpable étaient utilisées de deux façons : soit on jetait quelques pincées de poudre sur des charbons ardents, soit on en faisait des trochisques ou des pastilles qu'on brûlait de la même façon. Les sphacèles, les gommes, les ulcères, les douleurs siégeant aux jambes ou aux bras étaient la meilleure indication de ce procédé. Fracastor ne prescrivait jamais ce traitement, qu'il jugeait trop dangereux, pour tout le corps du moins, mais l'utilisait pour les membres *lorsqu'il existe des sphacèles, des gommes malignes, ou des douleurs, ou des ulcères de mauvaise nature*[83]... Il s'élevait également contre les empiriques qui prescrivaient à leurs malades le mercure sous forme de précipités en pilule, la voie orale lui paraissant dangereuse et hasardeuse.

Matthiole (1500-1577) fut le premier qui administra le mercure par voie buccale soit en pilules d'oxyde rouge mercurique, soit sous forme de pilules de Barberousse, composition donnée par Pierre de Bayro (1468 ?-1558), médecin de Charles III de Savoie (1486-1553) et contenant du mercure métallique, de la rhubarbe, de l'aloès, de l'ambre, du mastic et de la myrrhe. Par la suite, on leur préféra le mercure doux (protochlorure de mercure), l'aethiops minéral (sulfure noir de mercure), le précipité blanc (sulfate de mercure), moins irritants pour les voies digestives.

Les douleurs de la tête pouvaient être calmées par un onguent fait de suc d'aunée, de bryone, de styrax liquide, de térébenthine, de gomme élémi, de graisse d'ours et d'oie, de beurre, d'encens, d'iris et d'huile d'iris, de mercure dans la proportion d'un huitième du tout. On appliquait cet onguent sur la veine céphalique[84].

Certaines gommes syphilitiques résistaient aux applications d'écume de gaïac. On pouvait les traiter avec les fumigations,

---

[83] Fracastor, *Les trois livres,* 350.

[84] Veine superficielle du bord radial du membre supérieur, collatérale de la veine axillaire.

mais aussi avec l'emplâtre suivant : racine de concombre et d'iris, ammoniaque serapis, galbanum, styrax liquide, graisse d'ours, beurre et mercure, un quart du tout. Les ulcérations de la bouche et de la gorge, parfois associées à des lésions osseuses, appelaient des gargarismes de décoction de troène, de plantain, de grenade, de lie de vinaigre, d'alun mêlés à du bol d'Arménie ou à de la terre sigillée. On pouvait également dissoudre ces deux terres bolaires dans un alcool résultant de la distillation d'un mélange de thériaque, de vinaigre et d'eau de vie et l'utiliser en collutoire ou en topique sur les lésions du système pileux.

D'une manière générale, il fallait écarter les médicaments froids comme les perles, les coraux, le succin, les saphirs, les terres de Lemnos et de Samos, le blé gaulois, la bistorte, les oseilles ou les trèfles, la chicorée, la cuscute, le nénuphar, le tamarin, la corne et l'os du cœur du cerf, la corne de licorne, les roses, les citrons, le vinaigre, le verjus et le vin de baies d'aubépine [85], et leur préférer les remèdes chauds comme mastic, myrrhe, scordium ou dictame.

L'éléphantiasis

L'éléphantiasis, autrement dit la lèpre[86], non seulement était consécutif à un excès de bile dans les veines et à l'incapacité de la rate de l'éliminer, mais aussi d'*une putréfaction spéciale et close, renfermant des germes de contagion*[87]. Contrairement à l'opinion de certains praticiens, c'était une maladie totalement distincte de la syphilis. Mais, contrairement à ce qu'on voyait dans la vérole dont les germes avaient une affinité pour la pituite sordide, les germes de la lèpre atteignait la *cholère* (bile jaune) et les parties épaisses et onctueuses du sang. La lèpre commençait par une pustule semblable à une lentille noirâtre

---

[85] Fracastor, *Les trois livres,* 239.

[86] La lèpre, maladie de Hansen, est due au *Mycobacterium leprae*, bactérie acido-alcoolo-résistante, non cultivable in vitro, et qui se transmet d'homme à homme. L'incubation, variable, peut durer des années. Elle se caractérise par des lésions de dimension variable, planes, limitées, hypopigmentées, présentant une hypoesthésie et une hypohydrose, sans atteinte muqueuse, viscérale ou nerveuse. Le traitement dure six mois et *blanchit* les lésions en deux ans.

[87] Fracastor, *les trois livres,* 338.

autour des narines et, contrairement au mal français, était indolore, apyrétique. La contagion se faisait par le contact, par un foyer, par l'haleine. On prétendait qu'elle épargnait les eunuques et touchait moins les femmes que les hommes. Aussi certains se faisaient-ils castrer pour y échapper. On disait en effet que la froideur et l'aquosité de leur sang les protégeaient. Le traitement obéissait à un double objectif : l'un visait à éliminer la matière éloignée qui se répandait dans tout le corps, l'autre, à éradiquer l'autre matière qui se putréfiait sous la peau et qui était contagieuse. Au début de la maladie, on pouvait phlébotomiser les veines basiliques. Ensuite, ce n'était plus possible, car on risquait d'entraîner le contage à l'intérieur du corps. Dès lors, il fallait digérer puis évacuer la matière. On prescrivait des médicaments incisifs (qui divisaient les humeurs épaissies) ou atténuants (qui rendaient les humeurs moins épaisses), ou abstergents (substances qui enlevaient les matières visqueuses ou putrides), mêlés à des substances qui humectaient.

On faisait notamment une décoction, dans du lait de chèvre, de thym ou de chicorée ou bien encore de sarriette. Le sirop de fumeterre ou de saponaire était recommandé.

Pour évacuer, coloquinte, ellébore ou séné étaient d'usage courant.

Les lésions cutanées étaient soumises à un traitement desséchant (qui absorbait le pus ou en arrêtait la sécrétion) ou caustique : nitre et soufre, l'encens, le mercure, notamment qui était peut-être le plus actif, comme dans le mal français. Sans oublier le vin de vipère, de salamandre ou de merlus, le trèfle, l'asphaltite, la sydéritis, le jonc odorant, la raclure d'ivoire.

Les héritiers de Fracastor

Des francs-tireurs et un martyr : Semmelweis

L'entreprise de Fracastor allait à contre-courant des idées de son temps. Elle devait donc subir le sort des œuvres des novateurs et des précurseurs, peu écoutés, bientôt contestés, vite oubliés. Fracastor ne fut guère suivi que par Ingrassia (1510-1580) qui affirmait la contagion de la peste par contact direct entre individus et par Alpinus (1553-1617) qui recommandait de brûler les objets ayant appartenu à des malades atteints de maladies infectieuses. Giovanni Baptista Da Monte, Montanus, (1498-1551) partageait l'opinion de Fracastor concernant la contagion de la tuberculose par les crachats.

En revanche, lors de l'épidémie de peste qui frappa sporadiquement la République de Venise en 1576, Girolamo Mercuriale (1530-1606) et quatre autres de ses collègues, récusèrent l'origine pesteuse de l'épidémie sous prétexte qu'elle épargnait certaines régions, ce qui était inconcevable pour une maladie engendrée par un air corrompu qui, par définition, comme l'enseignait du reste Galien, se répandait partout et ne pouvait épargner certaines régions pour en atteindre seulement quelques unes. La conception *aériste* de la diffusion des épidémies continuait à sévir.

N'oublions pas que Fracastor était arrivé à sa théorie de la contagion uniquement par l'observation, et encore sans l'aide d'un quelconque instrument. Par le seul raisonnement analogique et par la seule déduction logique, il avait anticipé de trois siècles des résultats que confirmerait bien plus tard la méthode expérimentale. A son époque, l'enjeu était décisif, car l'abandon de la thèse *aériste* de la contagion aurait permis d'harmoniser pratiques sanitaires et science médicale, ce qui était loin d'être le cas. En effet, l'hostilité des médecins exerçant en dehors du cadre de santé public (refus d'assumer le risque d'une contamination personnelle), la réprobation des autorités ecclésiastiques (interdiction des processions), l'exaspération des nobles, des bourgeois et du petit peuple, étaient souvent dirigées contre les officiers de santé, fréquemment non médecins, véritables policiers de la santé, qui paralysaient l'activité sociale, religieuse et commerciale. A l'époque, la corporation médicale était figée dans ses traditions galéniques. L'Italie la première, à Milan, institua des offices de santé qui contrôlaient les denrées alimentaires, les conditions d'hygiène des habitations privées et publiques, l'évacuation des ordures ménagères, des déchets des boucheries et des tanneries, la propreté urbaine, la surveillance des auberges, des hôpitaux et des cimetières.

Quand on lit la notice biographique de Fracastor, rédigée par Eloy dans son *Dictionnaire historique de la médecine,* en 1778, on est surpris de l'absence totale d'allusion à sa théorie de la contagion, le biographe insistant sur la qualité de *la versification riche & nombreuse, les images vives, & les pensées nobles*[88], éludant totalement l'avancée scientifique que pouvait laisser présager le contenu de l'ouvrage.

XVIIème siècle : vermicules, animalcules, miasmes, émanations putrides…

Parmi les plus fameux praticiens du XVIIème siècle, Georg Ernst Stahl (1660-1734), ardent défenseur du vitalisme, adversaire résolu de Gottfried Wilhelm Leibnitz (1646-1716), exprimait ainsi son dédain pour les contagionnistes et autres défenseurs des miasmes ou des virus : *Si l'on veut enfin avoir franchement notre avis sur cette question, nous dirons en terminant que, loin d'attribuer à ces causes adventices une sphère si étendue d'activité et une efficacité matérielle directement capable de produire formellement, pour parler le langage de l'école, les affections qu'on leur assigne, ou de leur*

[88] Eloy, *Dictionnaire historique de la médecine,* Paris, 1778, **2**, 260-263.

imprimer une raison d'être toute spécifique et un caractère particulier, au moyen d'une énergie d'action physique et immédiate, nous pensons au contraire qu'on doit plutôt les prendre, d'après leur véritable mode d'agir, pour des causes générales, éloignées, occasionnelles, conjointes, tout au plus, et capables, non de provoquer directement ces affections, mais simplement de les irriter[89]. Leibnitz, avec sa théorie des monades, cherchait à concilier l'organicisme, le vitalisme et l'animisme. Il s'inscrivait dans la tradition de Démocrite, d'Epicure et de Lucrèce, à la nuance près que l'atome était de nature matérielle, la monade, spirituelle. Cela le rendait tout à fait accessible aux théories de la transmission des maladies par des vecteurs organiques vivants.

Daniel Sennert[90] (1572-1637), une des illustrations de la médecine allemande de ce siècle, croyait à la contagion et à sa transmission par un organisme très petit véhiculé par l'air notamment : *Etenim interdum atomorum & minimorum corpusculorum modo per aerem spargitur & hinc inde vagatur, quo modo pestilentiae semini longe lateque diffundutur*[91]. (Et c'est vraisemblablement parfois par l'intermédiaire de corpuscules ou de petits organismes qu'elle se dissémine dans l'air et se répand de proche en proche, et c'est ainsi que la semence de l'infection se propage en tous lieux). Il attribuait ce mode de transmission à la tuberculose et à l'ophtalmie. Pour la gale et la vérole, il évoquait l'existence d'une particule contagieuse incrustée dans les vêtements ou adhérant à des objets et se transmettant par contact à d'autres individus.

La notion de contagion restait vivace en Italie : Paolo Zacchias (1584-1659), évoquait ce problème au sujet d'une femme désireuse de se séparer de son mari phtisique et de lui refuser l'acte conjugal par crainte de la contagion. Théophile de Bordeu (1722-1776), dans ses *Recherches sur quelques points d'histoire de la médecine,* Paris, 1764[92], rappelait que Zacchia

---

[89] Stahl G.E., *Œuvres médico-philosophiques et pratiques de G.E. Stahl…* traduites et commentées par TH^SE^ Blondin, *Vraie théorie médicale (2è Partie) Pathologie générale et spéciale*, Paris, 1863, **4**, 481.

[90] Sennert, *Practicae medicinae,* 1652, **5**, 3, De morbis occultis, De contagio, 107-120.

[91] Sennert, *Ibid.*, 109.

[92] *Bordeu, Œuvre complètes précédées d'une notice sur sa vie et sur ses œuvres par Mr le Chevalier RICHERAND*, Paris, 1818, **2**, 728.

ne croyait pas beaucoup à l'efficacité de la quarantaine, dans la peste notamment : sept à huit jours d'isolement lui paraissaient suffisants pour dissiper tout levain pestilentiel. Et encore était-ce plus pour céder à un préjugé que pour obéir à une nécessité qu'on se soumettait à cette règle. En revanche, il recommandait de dévêtir les personnes suspectées de porter le venin dans leur corps, de les laver au savon, de les raser, voire de les épiler, efficace précaution pour éradiquer les parasites comme les puces ou les poux. On les logeait ensuite pendant trois jours dans des locaux confortables, en leur procurant une bonne nourriture.

Le jésuite Athanase Kircher (1602-1680), attribuait l'épidémie de peste survenue à Rome en 1656, à des vers non visibles à l'oeil nu, mais qui pouvaient être observés dans toute matière putride à travers le microscope : *Scrutinium physico medicum contagiosae luis quæ pestis dicetur,* Rome, 1658 (Recherche physico-médicale sur la maladie contagieuse nommée peste). Ces vermicules se multipliaient très rapidement dans le corps, en sortant par tous les orifices. Ils étaient transportés par l'air et les vêtements des malades. Kircher restait néanmoins partisan de la génération spontanée et stigmatisait Redi pour oser affirmer le contraire !

Ysbrand Van Diemerbroeck (1609-1674), médecin hollandais, connu pour avoir écrit le premier sur les maladies professionnelles, en 1664, publia, en 1646, très exactement un siècle après le *De contabionibus* de Fracastor, un traité intitulé *De pestis libri quatuor…* dans lequel il reprenait les théories de Kircher et attribuait la maladie à d'invisibles organismes vecteurs de la maladie : *Ad quod asylum etiam redeundum erit Athanasio Kirchero & aliis ejus asseclis, qui novo ingenioso commento divortium ab illo facere volrentes, totam pestilentis veneni occultitatem minimis bestiolis dilaniandam ac devorandam objecerunt : hanc quippe obscuritatem novo lumine illustrituri dicunt, venenum pestilens esse congeriem minimarum bestiolarum, seu animalcorum invisibilium, per aërem volitantium, quae corpora humana per inspirationem, aut poros subeuntia, seu ad alia quocunque modo delata, & quasi contagio propagata, etiam illa inficiunt, corrudunt, &*

corrumpunt, sicut priora e quibus exiverunt… [93] (En quoi j'userai de la caution d'Athanase Kircher qui, se distinguant des autres, a élaboré une théorie totalement innovante qui suppose que le poison de la peste est transmis par de minuscules bestioles qui agissent pour détruire et consumer, ce qui dissipe l'obscurité qui régnait dans ce domaine et l'éclaire d'une clarté nouvelle en révélant que le venin pestilentiel est véhiculé par ces minuscules bestioles, ces animalcules invisibles, qui envahissent l'organisme en étant inhalés et en pénétrant dans les voies respiratoires inférieures, transmettant à d'autres ce vecteurs de contagion…).

Pour l'anecdote, rappelons le souvenir de ce médecin allemand, originaire de Dresde, August Hauptman (1607-1674), qui lança, en 1650, la mode de la *pathologie animée* qui attribuait toutes les maladies à des vers. Il alla jusqu'à envisager la mort comme un être réel qu'on pouvait déceler sur la langue des mourants sous la forme d'un vermisseau[94].

Michel Ettmuller (1644-1683) consacrait une longue digression de sa *Pharmacopée raisonnée de Schroeder* aux vers qu'on découvrait avec le microscope dans le vinaigre, dans l'eau, dans le bouillon, dans les huiles avariées, même dans le miel, où *on les voit fourmiller*. Il ajoutait : *Plusieurs auteurs sont dans l'opinion que la malignité des maladies malignes consiste dans cette engence vermineuse, qui cause tous les simptomes de ces maladies en picotant, mordant, & corrodant les parties*[95].

Le *chimiatre*, Marchmont Needham (1620-1678), faisant référence à Kircher, évoquait la théorie des germes en 1665. Jean-Baptiste Goiffon (1668-1730) défendait cette croyance de Kircher en l'existence de minuscules insectes vecteurs de la maladie : *Réponses aux observations de Chicoyneau, Vernier et Soullier, sur la nature, les évènements et le traitement de la peste de Marseille*, Lyon, 1721.

---

[93] Diemerbroeck Isbrandi de, *Tractatus de peste in quatuor libros distinctus Truculentissimi morbi historiam ratione & experientia confirmatam exhibens, Ab auctore emendatus plurimisque in locisadauctus*, Amsterdam, 1665, 48.

[94] Dechambre, *Dict. Encyclo.* …, S4, **12**, 525.

[95] Ettmuller, *Ibid.*, **1**, 575.

Johann Baptist Van Helmont (1577-1644) admettait également l'existence de la contagion qu'il attribuait à des émanations terrestres issues de minéraux du sol.

Giovanni Alfonso Borelli (1608-1679) affirmait que l'air ne pouvait pas s'altérer à partir de ses qualités élémentaires (chaud, froid, sec, humide) au point de causer des épidémies en suscitant une intempérie des quatre humeurs. Il soutenait en revanche que la maladie était consécutive à des germes qui pénétraient par les voies respiratoires et qui se localisaient dans un organe et non au corps tout entier, que le traitement visait à anéantir le germe et non à en purger tout l'organisme, que le soufre était le plus efficace, non pour ses prétendues vertus chaudes, mais en fonction de la constatation clinique des résultats obtenus.

Thomas Sydenham (1624-1689) évoquait à propos de la grande peste de Londres en 1665-1666 l'existence d'un agent contagieux transmis d'un malade à l'autre par l'air respiré : *Mais outre cette constitution de l'air, qui est en quelque manière une cause générale, il faut encore une cause particulière, c'est-à-dire, un miasme ou virus qui soit communiqué par quelque corps pestiféré, & qui soit reçu, ou immédiatement & par une communication personnelle ou médiatement et par un foyer*[96]… A propos des maladies aigües, après avoir évoqué parmi leurs causes les vapeurs telluriques et les conjonctions astrales funestes qui infectaient l'atmosphère, il écrivait : *Toujours est-il vrai que l'air en certains temps se trouve rempli de corpuscules qui sont contraires à l'économie du corps humain, & qu'en d'autres temps il est rempli d'autres sortes de corpuscules qui sont nuisibles à certaines espèces d'animaux*[97].

En 1668 François Redi (1626-1697) démontrait de façon irréfutable que les vers ne naissaient jamais dans la viande putréfiée si, auparavant, elle n'avait pas été en contact avec les mouches qui y avaient pondu leurs œufs. Il détruisait ainsi le mythe de la génération spontanée : *La chair des animaux ne*

---

[96] Sydenham, *Médecine pratique…* avec des notes… traduit en françois sur la dernière édition angloise par feu M.A.F. Jault…, Paris, 1784, 81.

[97] Sydenham, *Ibid.*, 463.

peut engendrer de vers à moins que des oeufs n'y aient été déposés auparavant : Esperienze intorno alla generazione degli'insetti ... scritte in una lettera all'illustrissimo signor Carlo Dati, Florence, 1668.

Un opticien et naturaliste hollandais, Antony Van Leeuwenhoek (1632-1723), construisit lui-même ses propres microscopes simples qui lui permirent d'observer avec un éclectisme surprenant les globules du sang, les levures, la structure intime des muscles, les yeux à facette des insectes, les pucerons et leur reproduction parthénogénétique, les fourmis, les cochenilles, les puces et leurs parasites, les rotifères, les hydres d'eau douce, les premiers protozoaires. Mais de cet inventaire hétéroclite, c'est son observation de bactéries, en 1683, qui fut la plus stupéfiante. Ses dessins retrouvés attestent encore de l'authenticité de son travail. Il fallut attendre l'avènement des microscopes achromatiques[98] vers 1820 pour renouveler cet exploit. Cette fois encore, cette voie de recherche prometteuse aboutissait à une impasse.

XVIIIème siècle : la contagion expliquée par la physique et la chimie

Un élève de Marcello Malpighi (1628-1694), émule de Francesco Redi, le médecin et philosophe Antonio Vallisnieri (1661-1730) contribua à l'abandon de la théorie de la génération spontanée en étudiant la reproduction des insectes et en démontrant l'engendrement de certains parasites des tissus vivants par des diptères : *Nouove osservationi ed' Esperienzeintorno all'Ovaia scoperta ne' vermi tondi dell'huomo ...* Padoue, 1710. En 1700, il avait comparé l'existence des galles des végétaux, nées d'œufs pondus par des insectes, ou l'envahissement des plantes par les pucerons, aux maladies qui assaillaient parfois les êtres vivants.

Richard Mead (1673-1754), à l'occasion de la peste de Marseille en 1719, avait proposé des mesures de police sanitaire

---

[98] Giovanni Battista Amici (1784-1863), physicien italien, professeur de mathématiques à Modène et d'astronomie à Florence, construisit le premier microcope achromatiques : *De microscopi catadiotricci memoria*, Modena, 1818 ; *Annales de chimie et de physique*, Sur les microcopes catadioptriques, 1821, **17**, 412-434.

pour prévenir l'introduction de la maladie en Angleterre : quarantaines, lazarets, mesures de purification de l'air. Le rôle des marchandises débarquées d'Afrique et du Moyen-Orient était également patent, d'autant qu'elles étaient souvent introduites frauduleusement dans les réseaux commerciaux alors qu'elles provenaient de vaisseaux mis en quarantaine. Mead insistait sur le rôle des vêtements dans la conservation des semences de la contagion : *Si donc un vaisseau est affecté de la contagion, que ceux des navigateurs qui n'en seront point attaqués, soient forcés de quitter leurs habits, & de les jetter à la mer ; qu'après s'être bien lavés et essuyés, ils en prennent d'autres, & entrent à l'hôpital pour trente ou quarante jours*[99]. Il expliquait l'effet foudroyant de la maladie par des corpuscules d'une activité extraordinaire qui, venant se mêler à un fluide très subtil, en altèraient les propriétés : *L'haleine du malade répand, dans l'atmosphère, ces molécules empoisonnées qui s'insinuent bientôt dans les poumons d'un homme sain, ou pénètrent les pores de sa peau, mettent son sang en fermentation, & lui font éprouver les mêmes symptomes, la même agitation qu'éprouvoit le corps d'où le miasme est sorti*[100]. Comparant la contagiosité de la peste, de la petite vérole, de la gale et de la lèpre, Mead accusait les étoffes ou les fourrures des vêtements de retenir les vecteurs de ces maladies. Il expliquait : *Il se peut faire que le virus de la lèpre ait passé, au moyen de quelques-unes de ces matières, du corps de ceux qui les avoient touchées dans des corps sains, en y portant les semences de la maladie, & corrompant la peau d'une manière particulière*[101].

En 1722, à la suite de l'épidémie de peste de Marseilles, Antoine Deidier (1670-1746) injectait à des chiens de la bile recueillie sur des cadavres de pestiférés. Les animaux moururent tous d'accidents infectieux divers. Contagioniste, Deidier estimait que la maladie ne pouvait se transmettre que par un contact immédiat et proche avec les malades ou leurs vêtements. A propos de la syphilis, rejetant l'hypothèse en

---

[99] Mead, *Recueil des œuvres physiques et médicinales*… traduction françoise… par M. Coste, Bouillon, 1774, **1**, 345 et suiv.

[100] Mead, *Ibid*, **1**, 253.

[101] Mead, *Ibid*, **2**, 132.

vogue, il avait imaginé un minuscule animal ailé, capable de se reproduire et de transmettre la vérole à une importante population[102].

Médecin du roi de Prusse, auteur d'une gigantesque somme médicale, la *Medicina rationalis systematica* publiée de 1718 à 1740, éminent chimiste et iatromécanicien [103], Friedrich Hoffmann (1660-1742) nous livrait de troublantes réflexions sur les mécanismes de la contagion. Tout d'abord, il rappelait que Pieter Van Forest (1522-1597) avait observé que, *pendant la maladie, les malades attaqués de peste communiquent aisément leur mal à ceux qui les approchent, mais il n'en est de même après la mort…* et concluait que cela était dû au tarissement de la transpiration qui ne faisait plus sortir d'exhalaisons vénéneuses. En revanche, Forest remarquait que si la transmission du mal se faisait tout de même, *c'est plutôt par les draps, & les habits, ou le virus a pu se conserver long-tems, que la contagion est venuë* [104]. Il avait peut-être lu Fracastor ? Ensuite, évoquant l'existence d'agents pathogènes spécifiques, il affirmait :… *il y a certaines choses qui causent les maladies dont le berceau, & la première origine, est dans le corps humain, d'autres qui y entrent du dehors, mais qui s'y multiplient d'une manière surprenante, de sorte qu'elles communiquent à d'autres des maladies funestes... Nous appelons poisons morbifiques ceux que le véhicule de l'air fait entrer dans l'intérieur du corps humain, qui causent des maladies graves, dangereuses, & caractérisées par des signes propres ; ces poisons se nomment* ***fermens maladifs***. Hoffmann attribuait à ces poisons les fièvres pestilentielles et malignes, la variole, la rougeole, la dysenterie épidémique, la syphilis, la lèpre, la gale, le choléra. Il définissait la peste comme une fièvre aiguë *qui vient d'un miasme* (souillure) *ou d'un virus* (poison) *contagieux apporté ordinairement des pays du Levant*

---

[102] Dulieu Louis, La microbiologie à Montpellier avant l'ère pastorienne, *Bulletin de l'Académie Nationale de Médecine*, **174**, N° 3-6, 13, 20, 27 mars 1990, 371-376.

[103] Les iatromécaniciens, apparus au XVIIème siècle, avec Giovanni Alfonso Borelli (1608-1679) comme chef d'Ecole, ramenaient l'anatomie et les phénomènes vitaux à l'assemblage et au jeu de cordages, de leviers, de bielles, de pompes aspirantes et foulantes, de tubulures et de clapets.

[104] Hoffmann Friedrich. *La médecine raisonnée de Mr Fr. Hoffmann.* Premier Médecin du Roi de Prusse, Paris, 1739-1743, **4**, 256-257.

et qui est mortelle, à moins que le virus ne soit promptement en dehors par la force des mouvements vitaux au moyen des bubons ou des charbons[105]. Ces *fermens maladifs* qui *se multiplient, & s'étendent de manière surprenante dans les liqueurs du corps humain, & même qu'une vapeur subtile qui en sort communique la maladie aux autres personnes, même en santé... Les corpuscules contagieux, ou qui communiquent aux autres la maladie de la personne de laquelle ils s'exhalent, sont de nature fermentative, & propre à corrompre les liqueurs ausquelles ils se mêlent*[106]. La recette pour écarter les ferments morbifiques était très proche de celle préconisée par Fracastor : mâcher de la racine d'impératoire, d'angélique, d'aunée, de zédoaire, utiliser du vinaigre et du suc de citron[107].

François Boissier de Sauvage de Lacroix (1706-1767), en 1749, avait publié une dissertation, rééditée en 1770, ouvrage qui défendait l'idée selon laquelle la rage était provoquée par un levain, présent dans la salive. Son raisonnement était le suivant : *Chaque goutte de bave venimeuse occasionne la production de plusieurs milliers de semblables gouttes. Si la propagation de ce venin se faisoit par division, la millième goutte n'aurait que la millième partie de la force de la première ; ce qui est contre l'observation : donc c'est par multiplication que ce venin augmente. Or un corps qui change de mixte* (les quatre constituants du corps) *en sa substance, & qui se multiplie ainsi, s'appelle un levain... chaque venin ou levain animal de la même espèce, à plus forte raison du même genre, doit avoir quelquechose de différent de tout autre & surtout différentes propriétés, car c'est presque l'unique voie pour les distinguer. Cherchons donc ce qui distingue le venin de la rage, de ceux de la gale, Petite-vérole, Peste, Scorbut, &c.*[108]. C'était affirmer la nature vivante des agents responsables des maladies contagieuses et leur spécificité. A propos des maladies miasmatiques :... *on doit ce semble, attribuer toutes les*

---

[105] Teyssou Roger, *La médecine à la Renaissance.* L'Harmattan, Paris, septembre 2002, 199.
[106] Hoffmann, *Ibid.*, **4**, 245-247.
[107] Hoffmann, *Ibid.*, **4**, 264.
[108] Boissier de Sauvage F., *Les chefs-d'œuvre de monsieur Sauvage ou recueil de dissertations qui ont remporté le prix dans différentes académies*, Lyon, 1770, **1**, 44, 47.

épidémies à des miasmes répandus dans l'atmosphère... Lorsque ce levain destructeur est de nature à corrompre le tissu des solides, & à détruire par ses vapeurs méphitiques l'activité du fluide nerveux... la gangrène s'empare alors des viscères...[109]

John Pringle (1707-1782), en 1750, publiait son *Experiments upon septic and antiseptic substances,* qui préconisait, dans les fièvres contagieuses, d'aérer et de désinfecter la chambre des malades auxquels on administrait des médicaments *alexitères* à dose légère pour combattre les mauvais effets des miasmes. C'étaient des mélanges de substances dégageant des vapeurs réputées désinfectantes comme le sel d'Angleterre associant sel d'ammoniaque et carbonate de potassium. Le premier, il établissait de façon expérimentale une classification des remèdes antiputrides en mélangeant avec diverses substances putrescibles des liquides médicamenteux et en notant ceux qui retardaient ou empêchaient la putréfaction. Deux ans plus tard, il confiait aux éditeurs londoniens Millar, Wilson et Payne l'impression de ses *Observations on the diseases of the army, in camp and garrison... With an appendix, containing some papers of experiments, read and several meetings of the Royal Society*, London, 1752. Le succès de l'ouvrage fut considérable : il connut huit éditions successives en anglais dont la dernière en 1810, sans compter les traductions en italien, et quatre éditions en français au XVIIIème siècle : 1755, 1771, 1793, 1795. L'attitude de Pringle vis-à-vis de la théorie des germes évolua au fil du temps, sans qu'il abandonnât ses convictions contagionnistes. Il expliquait comment, dans les premières éditions de son livre, il pensait que la contagion se propageait aux sujets sains par les émanations, les habits, la literie du malade. Il considérait *les exhalaisons putrides des humeurs de ceux qui sont d'abord attaqués de ce mal, comme la cause de sa communication ; je concevais que ces miasmes venant à être admis dans le sang, agissaient comme un ferment sur la masse entière, et le disposaient à la putréfaction... Je me confirmais dans cette idée d'un ferment putride... Ces raisons*

---

[109] Boissier de Sauvage F., *Nosologie méthodique ou distribution des maladies...*, Lyon, 1772, **10**, 90, 95.

me déterminèrent à attribuer la principale cause interne de la maladie à ce ferment putride... Par la suite, ayant lu une allusion aux recherches de Kircher qui incriminait des animalcules dans l'étiologie des maladies contagieuses dans un ouvrage de Carol von Linné (1707-1778), lui-même partisan des théories contagionnistes et convaincu du fait que les maladies contagieuses de la peau étaient dues à des insectes ou à des vers, Pringle déclarait : *Je crois raisonnable de suspendre toute hypothèse, jusqu'à ce qu'on ait fait de plus amples recherches sur ce sujet*[110].

Médecin du duc d'Orléans puis médecin des armées royales en Allemagne, Nicolas Gabriel Clerc (1726-1798), occupa la place de médecin inspecteur des hôpitaux de Moscou puis, de retour en France, celle d'inspecteur général des hôpitaux du royaume. Il était l'auteur de nombreux ouvrages sur la contagion. Dans l'un d'eux imprimé à Moscou en 1764, moitié en latin, moitié en français, il donnait cette interprétation des agents contagieux responsables des maladies : *Je crois avoir prouvé que les émanations ou miasmes qui s'échappent des substances corrompues, consistent principalement dans une matière de feu que les chimistes appellent phlogistique*[111] *ou principe sulphureux répandu dans tous les corps, toujours uni et combiné avec les parties salines du sang & des autres humeurs animales, et cette vérité Chimique est incontestable. Les personnes exposées & disposées à la fois à la contagion reçoivent par le moyen de l'air externe, les vapeurs putrides alkalines qu'exhalent les corps infectés*[112].

Malheureusement, plus formalistes et dogmatiques que lui, beaucoup de médecins allaient privilégier l'intervention de

---

[110] Pringle, *Observations sur les maladies des armées dans les camps et les garnisons suivies de mémoires sur les substances septiques et anti-septiques et de la réponse à De Haen et à Gaber* ; Encyclopédie des sciences médicales, Paris, 1837, 103-104.

[111] Georg Ernst Stahl (1660-1734) admettait avec les autres chimistes contemporains que les corps étaient constitués de soufre, de mercure, d'eau, d'huile et de terre, mais il y ajoutait le *phlogistique* ou principe du feu fixé dans la matière à l'état stable et libéré par la combustion. Le phlogistique, produit de la destruction des corps organisés, résultait de la combinaison de la terre et du feu. Antoine Laurent Lavoisier (1743-1794) mettra fin au règne du phlogistique et démontrera notamment que seul l'oxygène est utilisé pour la respiration avec rejet d'eau, de gaz carbonique et production de chaleur, l'azote seul restant intact.

[112] Clerc N.G., *Medicus veri amator ad appolineae artis alumnos,* Moscou, 1764, 174.

circonstances extérieures liées à l'environnement plutôt que l'action d'organismes infectieux autonomes et spécifiques, pour expliquer la transmission de certaines maladies, consacrant l'abandon des conceptions de Fracastor. Ces émanations, dépourvues de spécificité, étaient simplement issues de la putridité de l'atmosphère viciée et provenaient de la décomposition des animaux, des égouts, des cimetières, de l'homme sain ou de l'homme malade, communiquaient leur putridité à l'organisme. Ainsi la pourriture d'hôpital, liée à l'encombrement, causait le typhus ou la fièvre puerpérale tandis que le méphitisme tellurique émanant des entrailles de la terre, provoquait le choléra ou la peste.

C'était ce qui faisait écrire à Boissier des Sauvages : *Je n'ignore pas que notre théorie est tournée en ridicule par Chirac, par Deidier, & les autres Partisans de la Secte Mécanique, lesquels regardent toute espèce d'acrimonie & de virus comme autant de chimères, prétendant que l'engorgement des vaisseaux du cerveau peut servir à expliquer, selon les lois de la mécanique tous les phénomènes qu'on observe dans les maladies malignes*[113].

En 1762, Marcus Anton von Plenciz (1705-1786), élève de Morgagni, reprenait les idées d'Athanase Kircher et attribuait l'infection à un germe vermineux vecteur de la maladie.

François Quesnay (1694-1744) ouvrait le premier volume des *Mémoires de l'Académie Royale de Chirurgie* en 1743 par un article consacré aux *Vices des humeurs* : il y traitait longuement de la contagion dont il distinguait deux types : le premier, comme la variole, correspondait à la communication de la maladie d'un organisme à l'autre ; le second, comme le levain faisait fermenter la pâte, correspondant à un mouvement spontané qui s'étendait d'un corps à l'autre.

Jean Tuberville Needham (1713-1781), naturaliste et chanoine de Soignies, encensé par Buffon (1707-1788) qui le citait à propos de ses travaux sur la génération spontanée, sera ridiculisé par Voltaire (1694-1778) qui traitait de chimère sa prétention à faire *naître des anguilles avec de l'infusion de blé*

[113] Boissier de Sauvage F., *Nosologie méthodique ou distribution des maladies...*, Lyon, 1772, **10**, 98.

ergoté dans des bouteilles. En 1765, il enfermait dans des flacons des substances organiques et les chauffait : des micro-organismes s'y développaient tout de même après quelques jours. C'était à ses yeux la preuve de la réalité de la génération spontanée. *Pas du tout* répliquait l'abbé Lazare Spallanzani (1729-1799), *vous avez insuffisamment chauffé, aucun animalcule ne se développe dans mes flacons chauffés plus longtemps.* C'est qu'en chauffant trop vous avez détruit la *force végétative*, lui avait répondu Needham dont les théories étaient vivement réfutées par Spallanzani qui, expérimentalement, montrait que la vie ne pouvait se manifester sans la présence préalable de germes.

Fils de l'intendant des Eaux Minérales d'Aquitaine, descendant d'une très ancienne lignée médicale, Théophile de Bordeu (1722-1776) participa à la rédaction de l'*Encyclopédie* dont il rédigea l'article *Crise.* Il fut un *contagionnaire* convaincu. Dans sa *Dissertation sur les écrouelles,* 1753, il écrivait déjà : *Il existe donc dans la nature une sorte de miasme scrophuleux qui est sans doute formé quelquefois par les révolutions qui arrivent aux différentes humeurs, et qui peut fort bien, en passant d'un sujet à l'autre aller, comme le levain dans la pâte, gâter des humeurs saines*[114]. Il faisait remarquer que l'autopsie des écrouelleux montrait souvent une atteinte ganglionnaire diffuse notamment au niveau des viscères abdominaux. A propos de la variole, il soutenait que la semence qui la produisait germait dans les corps qui l'hébergeaient, s'y multipliait et provoquait la maladie avec ses étapes symptomatiques bien stéréotypées. Pour lui : *La petite vérole, est une des maladies les plus caractérisée par sa cause, ses symptômes et sa marche invariable ; il est évident qu'elle n'est originairement due qu'à une semence particulière*[115]. A propos de la peste : *On ne connaît pas la nature du levain de la peste, on ne sait point quels sont les agents propres à décomposer ou à détruire ce levain ; on ignore quel degré de froid ou de chaleur il faut pour l'anéantir ; on ne connaît point les corps avec lesquels on pourrait le détruire en le mêlant avec eux.*

---

[114] Bordeu, *Ibid.*, **1**, 442.
[115] Bordeu, *Ibid.*, **2**, 606.

Dans ses *Recherches sur les maladies chroniques,* Paris, 1775, il écrivait à propos des miasmes, des corpuscules délétères, des poisons, des virus de toute espèce, des substances pernicieuses, qu'ils étaient *la cause matérielle de bien des maux.* De nature inconnue, invincibles jusqu'ici faute de moyens pour les combattre, il était néanmoins avéré que certains sujets leur résistaient, soit pour avoir déjà contracté la maladie, soit de façon innée grâce à un tempérament déjà immunisé[116]. Bordeu était convaincu de l'existence d'organismes vivants vecteurs de maladies, *petits élémens malfaisans,* susceptibles de se reproduire, selon un processus immuable qui les faisait *germer, croître, fleurir, fructifier.* Il comparait leur activité à celle du levain dans la pâte à pain. Tous ces miasmes avaient leur organe de prédilection : les miasmes dartreux attaquaient la peau ; les miasmes écrouelleux s'en prenaient aux ganglions ; les miasmes vénériens, aux organes génitaux. Ces *miasmes maladifs* obéissaient aux règles irrécusables du *laboratoire de la vie* qui codifiait en quelque sorte les modalités de leur inoculation, de leur incubation et de leur accomplissement[117]. Bordeu précisait sa pensée et en profitait pour contrecarrer les chimiatres : *Les phénomènes de tous ces corpuscules sur lesquels on croit superflu d'entrer dans quelque détail, démontrent entièrement l'existence de notre petit monde animal invisible reconnaissable par ses effets, inconnu et irréductible à la chimie*[118].

Ce sera pourtant une explication purement chimique de la contagion et des maladies transmissibles que Samuel Latham (1764-1831) soutiendra, en 1796, dans sa thèse inaugurale, à New York, et intitulée *The chemical history of septon, or*

[116] Bordeu, *Ibid.*, **2**, 728. Rappelons que c'est dans cette même publication qu'il eut l'intuition des sécrétions internes, travail avant coureur de l'endocrinologie : *Ce que je crois certainement, c'est que chaque organe tenant son coin comme je viens de le dire, et vivant de sa propre vie (pompée et renouvelée dans la masse, comme tout animal pompe et renouvelle sa vie dans l'air), chaque organe aussi ne manque pas de répandre autour de lui dans son atmosphère, dans son département, des exhalaisons, une odeur, des émanations qui ont pris son ton et ses allures, qui sont enfin de vraies parties de lui-même.* Il anticipait d'un siècle sur Claude Bernard (1813-1878) qui écrirait en 1855 :... *Il y a des sécrétions internes, c'est-à-dire des sécrétions dont le produit au lieu d'être déversé à l'extérieur, est transmis directement dans le sang...*

[117] Bordeu, *Ibid.*, **2**, 1010-1011.

[118] Bordeu, *Ibid.*, **2**, 1013.

nitrogene at its combination with the matter of heat and the princinpe of acidity… Il combattait ce principe contagieux, le *septon*, combinaison d'azote et d'oxygène, avec des substances alcalines.

Les chirurgiens apportèrent leur pierre à la théorie contagionniste peu à peu édifiée, opposant les constatations émanant de leur pratique journalière aux idées abstraites de la plupart de leurs collègues.

Claude Pouteau (1725-1775), dans un *Mémoire sur les moyens d'obvier dans les hôpitaux aux dangers d'inoculer par les pansements toutes sortes de virus*, considérait que la charpie et les linges infectés du levain de la gangrène humide l'inoculait littéralement aux plaies sur lesquelles[119] on les appliquait. Il soulignait le bilan économique et humain qui résulterait de cette prévention facile à mettre en pratique : d'une part, la durée des hospitalisations étant raccourcie, les établissements réaliseraient de substantielles économies[120], d'autre part, on éviterait ainsi de laisser sortir des malades estropiés, voués à la mendicité, car dans l'incapacité d'exercer leur profession[121].

XIXème siècle : de Delpech à Ollivier, de Bassi, de Bretonneau, de Hameau, de Davaine, de Rayer, à Pasteur et Koch

Comme on l'a vu, les chirurgiens étaient confrontés depuis la nuit des temps aux infections qui tuaient leurs opérés, la plus redoutable étant la pourriture d'hôpital. Jacques Mathieu Delpech (1777-1832), célèbre chirurgien de Montpellier, la définissait, en 1816, comme une désorganisation particulière des parties molles, par l'effet de laquelle elles disparaissent sans laisser aucune trace de leur tissu primitif, mais lui substituant un gluten putride et homogène. Il ajoutait : *Nous sommes aussi persuadés par l'observation, de la propriété contagieuse de la pourriture d'hôpital... et qu'elle dépend de l'action sur une surface suppurante, des mêmes causes qui donnent lieu au typhus nosocomial... nous considérons la pourriture d'hôpital*

[119] Pouteau Cl., *Œuvres posthumes*, Paris, 1783, **3**, 227-228.
[120] Pouteau Cl., *Ibid.*, **3**, 231.
[121] Pouteau Cl., *Ibid.*, **3**, 238.

comme le résultat d'une infection locale produite par l'action immédiate de miasmes contagieux dont la nature probable est animale[122]. Il préconisait l'abstersion de la plaie sur laquelle il versait du vinaigre, ou proposait l'application du cautère ou même de la potasse caustique. Philippe J. Pelletan (1747-1829) avait également incriminé les vieux pansements stockés dans les placards de l'Hôtel-Dieu dans l'apparition de cette maladie chez certains blessés avec lesquels on les avait imprudemment pansés. Une controverse aux conséquences incalculables opposera Pierre François Percy (1754-1827) à Alexandre François Ollivier (1790-1844), chirurgien à l'armée d'Espagne de 1808 à 1811. Percy niait cette contagiosité et considérait la gangrène d'hôpital comme une maladie épidémique certes, mais pas transmissible. Il était l'auteur, avec Charles Laurent (1777-1838), de l'article Pourriture d'hôpital du dictionnaire de Panckoucke, en 1820, dans lequel il rejetait les observations de Pouteau et attribuait cette affection strictement épidémique à deux causes. La première, et la plus évidente, était la promiscuité, dans un lieu à l'atmosphère confinée, humide et obscure, promiscuité impliquant un grand nombre d'individus, privés de moyens de propreté, et démoralisés. La seconde tenait à la présence dans l'air de miasmes apparentés à ceux qui provoquaient la typhoïde et le typhus[123]. Percy et Laurent ressuscitaient la vieille théorie aériste qui faisait florès au temps de Fracastor et que ce dernier avait vainement combattue. Ollivier qui avait observé les ravages de la maladie chez les amputés notamment, avait poussé l'abnégation jusqu'à se faire inoculer un fragment de tissu gangrené. Bien entendu, il avait présenté peu après un abcès qu'il avait fallu cautériser. Ce chirurgien visionnaire préconisait des mesures préventives comme la désinfection des locaux, des lits, de la literie, des vêtements. Le camphre avait sa préférence comme antiseptique : en effet, il s'était inoculé une seconde fois le pus d'un de ces ulcères putrides mais en le mélangeant à du camphre. Or, il ne constitua pas de collection purulente, comme

---

[122] Delpech M., *Précis élémentaire des maladies réputées chirurgicales*, Paris, 1816, **1**, 129.

[123] *Dictionnaire des sciences médicales par une société de médecins et de chirurgiens*, Paris, Panckouke, 1820, **45**, 10.

cela avait été le cas la première fois. Fort de ces arguments, il était certain de convaincre son contradicteur. Il recommandait à tous les chirurgiens de changer de tenue entre chaque intervention, de se laver les mains au savon et de les arroser avec du vinaigre camphré. Les instruments seraient purifiés en les passant dans des braises et en les lavant avec le vinaigre camphré. Pansements et charpie seraient confectionnés avec du linge bien lessivé. Les vieux pansements ne seraient réutilisés qu'après avoir été exposés à des fumigations de chlore ou d'acides forts. Ollivier affirmait : *J'ai pensé qu'une affection locale, produite par des miasmes septiques, était une véritable infection limitée à une partie ; j'ai présumé que le pus septique produirait, a fortiori, les mêmes effets que le miasme*[124] : c'était déjà soupçonner la contagion de cette gangrène. Il faisait remarquer qu'il n'était nullement convaincu par les raisonnements de M. Percy qui affirmait que si la pourriture était contagieuse, et s'il fallait sacrifier le linge et la charpie qui avaient servi à panser les blessés qui en étaient atteints, à plus forte raison, le carcinome, le cancer, les ulcères phagédéniques, scorbutiques, etc., devraient avoir cette funeste propriété et exigeraient la même destruction. Ollivier démontra sans peine le côté fallacieux du raisonnement par analogie du chirurgien de la Grande Armée[125]. Que de vies auraient été épargnées si l'on avait mis en pratique les conseils de ce précurseur d'Ignace P. Semmelweis (1818-1865), sans attendre que J. Lister (1827-1912) publie *On the antiseptic principle in the practice of surgery* dans le Lancet de 1867 ! L'aveuglement de Percy, et du Conseil de santé des armées, leur fait porter une lourde responsabilité devant la postérité : un demi siècle de perdu.

En 1810 parut à Vienne un ouvrage intitulé *Ueber den ansteckenden Typhus* de Johann Valentin Hildebrand (1763-1818), professeur de clinique dès 1806 puis directeur de l'hôpital général de Vienne en 1811. Très rapidement traduit en

---

[124] Ollivier A.F., *Traité expérimental du typhus traumatique, gangrène ou pourriture des hôpitaux contenant des observations nouvelles sur les gangrènes épidémiques contagieuses ; sur les antiseptiques, les désinfectants etc... et sur de nouveaux moyens hygiéniques applicables aux hôpitaux ; ouvrage ampliatif adressés en 1810 et 1811 au Conseil de santé des armées,* Paris, 1822, XXXIII.

[125] Ollivier A.F., *Ibid.*, 225, 235, 236-239, 242.

français par le médecin militaire J.-Charles Gasc (1780-1848), sous le titre *Du typhus contagieux*, le livre fut imprimé à Paris en 1811 chez l'éditeur Crochard. L'auteur allemand y affirmait sans la moindre ambiguité la nature contagieuse du typhus *par la communication d'une matière qui, comme les autres miasmes contagieux, occasionne chez un homme sain une fièvre particulière, pendant laquelle se développe de nouveau le germe d'une maladie semblable.* Il définissait les propriétés contagieuses du miasme responsable comme l'avait fait Fracastor trois siècles auparavant : *Tout miasme a les propriétés, 1° de reproduire son analogue dans une maladie qu'il a occasionnée ; 2° de se répandre et de s'étendre à l'infini, en vertu de ce développement secondaire, aussi long-temps qu'il existe une matière propre à recevoir le miasme et à en produire un nouveau*[126]. Il assimilait l'action pathogène du germe à celle des poisons narcotiques[127]. Enfin, reprenant les précautions suggérées par Fracastor pour prévenir la dissémination des germes de la maladie, il conseillait de détruire les habits, les étoffes, les pelletries, les linges et les draps de lits souillés, la paille ou le foin ayant été au contact des malades[128].

François Emmanuel Foderé (1764-1835), encore empreint des idées du siècle précédent, admettait des infections contagieuses sporadiques indigènes ou exotiques. Pour lui, la contagion s'effectuait par contact direct, par l'air, par l'intermédiaire de diverses substances transportées de l'un à l'autre et véhiculant le principe contagieux.

Nous sommes en 1813, le sixième volume du *Dictionnaire des sciences médicales* de Panckouke venait de paraître : Jean-Baptiste Nacquart (1780-1854) était l'auteur de l'article *Contagion.* Voici comment il la définissait : *Il convient d'appeler contagion le mode de transmission d'une maladie d'un individu à un autre, au moyen du contact médiat ou immédiat*[129]. En 1819, dans le même dictionnaire, à l'article miasme, à propos des maladies qui affectaient un grand nombre

---

[126] Hildenbrand J.V., *Du typhus contagieux...*, Paris, 1811, 115.

[127] Hildenbrand, *Ibid.,* 119.

[128] Hildenbrand, *Ibid.,* 121.

[129] Nacquart J.-B., ***Contagion***, *Dictionnaires des sciences médicales de Panckouke*, Paris, 1813, 6, 46.

d'individus, il expliquait sa classification basée sur la propagation de ces affections. Il distinguait donc d'une part la contagion due au contact médiat ou immédiat avec les virus ; d'autre part, l'infection qui se transmettait par l'air qui transportait les miasmes, dont le corps de l'homme malade était la seule source, émanations putrides ou effluves ; enfin, les changements météorologiques tels les brusques changements de températures ou les variations excessives de l'hygrométrie[130]. Alors qu'il récusait la transmission du germe de contagion volatil, transmis par l'air, qui se serait en quelque sorte vaporisé dans l'atmosphère, il reconnaissait non seulement l'existence de ce principe contagieux, propagé par l'air, qu'il appelait virus, mais affirmait qu'il se transmettait par voie cutanée, muqueuse ou au niveau d'une plaie de la peau. Il soulignait la conservation de ce virus dans les habits portés par le malade ou sur les objets qu'il avait manipulés. Il voyait *dans les virus des principes, des germes qui toujours identiques ne font que se transporter d'un individu à un autre, presque sans s'altérer, et qui produisent des maladies essentiellement les mêmes, quels que soient les temps, les circonstances, les lieux dans lesquels on les observe*[131]. Le système lymphatique (système absorbant) était impliqué dans la pénétration du virus et conditionnait son développement ultérieur, à l'instar de ce qui se passait dans la syphilis ou la variole. Les épidémies par infection se transmettaient, toujours par le biais du système absorbant, soit au niveau de la peau, soit au niveau des poumons, soit à celui de l'intestin. Nacquart affirmait que tous les virus contagieux pouvaient être inoculés, mais ne reconnaissait comme maladies contagieuses que la peste, le charbon, la syphilis, la variole et la vaccine, la rougeole, la gale avec circonspection. Il niait la contagiosité de la tuberculose, des dysenteries, du typhus, de la fièvre jaune, de la coqueluche, du cancer, de la lèpre.

Jean Nicolas Corvisart (1755-1821) croyait aux virus dont il évoquait l'action délétère dans la constitution des anévrysmes de l'aorte. Il parlait d'un *âcre* [132] quelconque, principe

[130] Nacquart J.-B., ***Miasme***, *Ibid.*, 1819, **33**, 353-355.

[131] Monfalcon, ***Virus***, *Ibid.*, 1822, **58**, 181.

[132] A la différence du virus, apporté du dehors et reçu par absorption, l'âcre naissait dans le corps (Montfalcon). Intuition chez Corvisart des maladies auto-immunes ?

morbifique responsable de la tuberculose, de la syphilis, des rhumatismes, des dartres et de la psore. Il se demandait *à quel autre genre de cause on pourrait attribuer le développement de nombres de désorganisations du cœur, l'érosion de la surface intérieure des organes, des tuniques vasculaires, les taches singulières de leurs membranes internes, l'érosion de la tunique interne dans certaines fièvres, suites plus que probables de la métastase ou du séjour d'une humeur âcre inconnue*[133]...

Dès 1810, Agostino Bassi (1773-1856) démontrait l'origine parasitaire de la maladie des vers à soie et désignait le premier un champignon comme agent pathogène de la maladie, la muscaridine. Il identifia sous le microscope le parasite, *Botrytis bassiana* et constata qu'inoculé, il déclenchait la maladie chez les vers à soie sains. Il publia ses résultats en 1835 et ses travaux s'appliquèrent à vérifier la théorie selon laquelle les agents responsables des maladies chez les plantes et les animaux étaient des micro-organismes. Il écrivait : *Alors que beaucoup pour ne pas dire presque tous les savants croyaient et croient encore que les substances contagieuses sont d'un genre particulier, ce sont des substances vivantes, c'est-à-dire des parasites animaux ou végétaux.* Il affirma, dans la plus totale indifférence, que la peste, la variole, la syphilis, la rougeole étaient dues à des parasites vivants.

Elève de Philippe Pinel (1745-1826), lui-même issu d'une illustre lignée de médecins, Auguste François Chomel (1788-1858) publia à Paris, en 1817, des *Elémens de pathologie générale* qui contenaient des considérations intéressantes sur les mécanismes de transmission et sur la cause des maladies infectieuses : il évoquait notamment la propagation du *contagium* par les insectes[134]. Il soulignait l'analogie entre le développement des maladies contagieuses et celui des végétaux et assimilait *les principes contagieux aux semences végétales*[135].

En 1822, Marie H.B. Gaspard (1788-1871), médecin de Saint-Etienne, *fait les premières expériences sur l'infection purulente, en injectant des liquides putrides dans les veines des*

---

[133] Corvisart J.N., 332. *Essai sur les maladies et les lésions organiques du cœur et des gros vaisseaux*, Paris, 1818 ; Monfalcon, ***Virus***, *Ibid.*, 1822, **58**, 184.
[134] Chomel Auguste François, *Elémens de pathologie générale*, Paris, 1817, 55.
[135] Chomel Auguste François, *Ibid.*, 95.

animaux. Il publia ses résultats en 1822 et 1824 dans le Journal de physiologie de Magendie. Il injectait chez l'animal les substances putrides dans les veines, dans le tissu conjonctif, dans les séreuses et observait à leur suite des accidents généraux graves. Il en déduisait que *la pustule maligne, la dyssenterie, le typhus des prisons, des hôpitaux, la fièvre jaune, le choléra, etc., sont précisément dus à l'absorption de matières putrides provenant de diverses origines*[136].

Jean Antoine Ozanam (1773-1837), vétéran des campagnes d'Italie de Bonaparte, se découvrit tardivement une vocation médicale. En décembre 1810, il passa son doctorat, avec les félicitations du jury, à l'âge de trente-sept ans. Le Dechambre[137] lui attribuait quatorze enfants ! Il a laissé un très intéressant ouvrage d'épidémiologie dont la seconde édition en quatre volumes s'intitulait : *Histoire médicale générale et particulière des maladies épidémiques, contagieuses et épizootiques*, Lyon, 1835. Cet ouvrage avait été édité une première fois de 1817 à 1823. On y trouvait des considérations sur la contagion et l'infection dont l'auteur disait bien que *c'était une pure dispute de mots*[138] ! Il définissait le *contage* comme la communication d'une substance ou d'un agent morbide spécifique, par le contact d'un corps malade avec un corps sain, *par le moyen du système absorbant cutané* (le réseau des vaisseaux lymphatiques). Quant à la contagion, c'était *le mode de propagation du contage. Ainsi, la peste et la gale sont des maladies contagieuses par absorption.* La vérole, la rage, la vaccine étaient contagieuses par *insertion.* Un *effluve* qui s'exhalait d'un corps malade ou d'un cadavre était considéré comme infectieux, car il se communiquait à un individu sain par l'air, soit à travers le système absorbant de la peau, soit par les voies aériennes respiratoires. Donc, l'infection correspondait au mode de transmission : le typhus, la fièvre jaune, le scorbut étaient des affections infectieuses, car elles se disséminaient, par leurs *effluves*, au sujet qui s'exposait à leur action dans

[136] Dechambre, *Ibid.*, 1880, S4, **6**, 765 ; Maunoury Gabriel, *Etude clinique sur les fièvres primitives des blessés*, Thèse, Paris, 1877, 18.

[137] Dechambre, *Ibid.*, 1880, S2, **19**, 548-549.

[138] Ozanam, *Histoire médicale générale et particulière des maladies épidémiques, contagieuses et épizootiques*, Lyon, 1835, **1**, 41.

l'atmosphère ou l'air environnant le malade. Ozanam établissait une classification pour distinguer les *effluves, émanations morbides provenant des cadavres et des corps affectés de maladies contagieuses ou infectieuses* ; les *miasmes* qu'il considérait comme provenant de la décomposition des corps organiques végétaux ; les *mofettes* issus des décompositions minérales ; les *virus*, qui étaient *un liquide ou substance élaborée par un corps malade ou un cadavre qui se transmet par absorption ou par insertion, tels que les virus vaccin ou siphilitique, et qui produit une affection morbide de la même nature.*

Eugène Bouchut (1818-1891) évoquait le travail d'Ozanam quand il rappelait que l'infection était causée par une altération de l'atmosphère provoquée par des effluves et des miasmes eux-mêmes issus de la putréfaction de substances végétales ou animales. Le rôle des miasmes était déterminant dans l'apparition d'affections comme la variole, le typhus, la rougeole, la scarlatine... ou de pathologies septiques, suppurantes, gangréneuses[139]. Bouchut avait très bien compris que l'air confiné n'était en rien responsable des affections particulières imputables à des miasmes, agents spécifiques produisant des maladies spéciales et caractéristiques, totalement étrangères à des phénomènes d'hypoxie. Et l'idée d'un ferment cause de la mort de milliers d'individus venait sous sa plume : *Le développement rapide des miasmes, leur multiplication en quantité considérable, leur dissémination si prompte, leur effet si soudain et si mystérieux, tout cela milite plus en faveur de la production d'un ferment animal volatile que d'un corps pondérable, dont la matérialisation est impossible, eu égard à ses effets... On comprend mieux l'action d'une dose infinitésimale de ferment infectieux qui, après l'impression produite sur l'organisme, s'y reproduit par fermentation très rapide en quantité considérable, au point d'altérer les fonctions et de détruire les ressorts de la vie... Dans la théorie de la fermentation, il suffit de la moindre partie de ferment absorbé*

[139] Bouchut Eugène, *Nouveaux éléments de pathologie générale et de séméiologie*, Paris, 1857, 171-172.

pour que, reproduite au centuple, elle développe la maladie spéciale qui lui a donné naissance[140].

Officier de marine puis haut fonctionnaire, statisticien, membre de l'Institut en 1849, le Breton Alexandre Moreau de Jonnes (1778-1870) allait dresser, en 1830, un tableau statistique impressionnant des ravages du choléra, fléau mondial, *calamité publique, qui se lie à toutes les transactions sociales et qui répand dans tout le peuple, la terreur et la consternation.* Pour lui, le choléra ne pouvait appartenir *qu'à cette classe de maladies redoutables, qui tirent leur origine d'un principe* ***sui generis****, d'un germe dont la nature intime est inconnue, mais qui possède le pouvoir de se développer et de se reproduire, comme les êtres organisés, sous des conditions spéciales, et qui se propage, par une transmission médiate ou immédiate, d'un individu malade à un individu sain*[141]. Il affirmait que la maladie ne se transmettait pas par voie aérienne, mais par contact avec les sujets porteurs du miasme ou par les objets qu'ils avaient manipulés[142]. Il expliquait son introduction d'une région atteinte à une région saine *par l'importation maritime, les marches des armées, les caravanes, les voyageurs, les fuyards et les individus isolés*[143]. Il signalait son point de départ dans les *contrées d'alluvion avoisinant l'embouchure des grands fleuves*[144], le delta du Gange en l'occurrence, sans véritablement en soupçonner la transmission hydrique, encore moins l'origine fécale. Il avait pourtant observé que la nudité du corps des Indous *les expose davantage à l'action immédiate du principe contagieux dont l'absorption est déterminée par leurs ablutions multiples*[145]...

Pierre Fidèle Bretonneau (1778-1862) en établissant la spécificité de certains états pathologiques infectieux comme la diphtérie et la fièvre typhoïde qu'il appela *dothinentérie* par allusion aux lésions spécifiques en forme de boutons qu'elle provoquait dans le grêle, posait les premiers jalons de la

[140] Bouchut, Ibid., 175.

[141] Moreau de Jonnes, *Rapport au conseil supérieur de santé sur le choléra-morbus pestilentiel (1831)*, Paris, 1831, 122.

[142] Moreau de Jonnes, *Ibid.*, 331, 329.

[143] Moreau de Jonnes, *Ibid.*, 161.

[144] Moreau de Jonnes, *Ibid.*, 325.

[145] Moreau de Jonnes, *Ibid.*, 23.

doctrine microbienne basée sur la spécificité des germes, causes de ces maladies. Il écrivait que ces affections se manifestaient *sous l'influence d'un principe contagieux, d'un agent reproducteur...* que... *ces maladies ne sont pas identiques... ne se développent pas sous l'influence des mêmes agents...* et *qu'une multitude d'inflammations sont déterminées par des causes matérielles extrinsèques, par des êtres venus du dehors.* Une fois de plus, on croirait entendre Fracastor. Et Bretonneau ne fut même pas écouté de son respectueux, amical et illustre élève, Armand Trousseau (1801-1867), auquel Jean-Felix Miquel (?-?), lui-même élève du maître de Tours, adressait un courrier consterné : *Bretonneau attribuait la dothinentérie à un agent insaisissable spécifique transmissible agissant sur tout l'organisme ! ... Vous êtes en dissidence avec Bretonneau quand vous la faites naître spontanément ou de toutes pièces, ce qui est la même chose*[146]. Dans une lettre adressée à Trousseau, datée du 3 février 1824, Bretonneau avait écrit : *Mon ami, il est probable que la génération de la dothinentérie* (typhoïde) *est moins souvent spontanée que vous ne l'imaginez ; et ces matelas sur lesquels succombe un dothinentérique, croyez-vous qu'ils soient brûlés, lavés, éventés ? êtes-vous bien sûr de l'époque à laquelle la graine qu'ils peuvent renfermer perd la propriété de germer ? ... Notez que c'est surtout parmi les graines d'une extrême ténuité qu'on rencontre le plus souvent cette tenace vitalité*[147].

Contemporain de Bretonneau, personnage hors du commun et savant méconnu, Jean Hameau (1779-1851) commença comme modeste officier de santé à Arès, en bordure du bassin d'Arcachon, après des études de médecine à Paris auprès de professeurs aussi illustres que Pinel, Corvisart, Baudelocque ou Guillotin qui l'intéressa aux vaccins. En 1806, il soutint sa thèse à Montpellier. En 1811, il envoya à la Société de Médecine de Bordeaux la *Relation d'un cas de morve aiguë communiquée à*

---

[146] Bretonneau Pierre Fidèle, *Traité de la dothinentérie ou de la spécificité*, publié la première fois d'après les manuscrits originaux... par le Dr. Louis Dubreuil-Chambardel... Paris, 1922, VII-VIII.

[147] Triaire Paul, *Bretonneau et ses correspondants ouvrage comprenant la correspondance de Trousseau et de Velpeau avec Bretonneau...*, Paris, 1892, **2**, 246-247.

l'homme, peut-être le premier cas rapporté. Son étude sur les virus qu'il exposa en 1837 devant la Société Royale de médecine de Bordeaux lui vaudra une célébrité nationale et lui ouvrira une candidature au titre de correspondant à l'Académie de Médecine. Malheureusement, il ne convaincra pas ses confrères. Il décrivait pourtant avec clarté les quatre stades des maladies infectieuses : contagion, incubation, invasion puis mort ou guérison. Il imaginait l'existence des anticorps, la vaccination par des virus atténués, les mesures d'antisepsie et d'asepsie, l'emploi de médicaments susceptibles de combattre ces micro-organismes. Cette fois encore, il fallut attendre que l'œuvre de ce précurseur, ignoré par ses contemporains, s'épanouisse dans les découvertes de l'école pastorienne pour qu'enfin justice lui soit rendue !

En 1837, Pierre François Olive Rayer (1793-1867), chef de service à l'hôpital de la Charité, dans un important mémoire, *De la morve et du farcin chez l'homme,* démontrait que le *contagium* morveux était transmissible du cheval à l'homme et inversement, et qu'elle reproduisait chaque fois des lésions identiques, semblables entre elles, mais différentes de toute autre affection connue auparavant. Rayer soulignait le fait que la maladie atteignait surtout les professionnels du cheval, palefreniers, vétérinaires. Il estimait que le *contagium* responsable de la morve aiguë pustuleuse était le même que celui de la morve chronique[148]. Son élève, Ambroise Tardieu (1818-1879), futur titulaire de la chaire de médecine légale et futur doyen de la faculté de médecine de Paris, poursuivit le travail de Rayer et démontra la commune étiologie de la morve et du farcin et la transmission de son *contagium* par les sécrétions nasales de l'animal malade, la pénétration du virus dans l'organisme se faisant souvent par une minime érosion cutanée[149].

Pierre Adolphe Piorry (1794-1879) se préoccupait dès 1833 de l'éventuelle transmission d'une maladie par des instruments souillés. Il l'écrivit dans sa *Clinique Médicale de l'Hôpital de*

---

[148] Rayer P., *De la morve et du farcin chez l'homme*, Paris, 1837, 98.
[149] Tardieu Ambroise, *De la morve et du farcin chroniques chez l'homme et les solipèdes*, Paris, 1843, 138.

la Pitié : *Or, j'attache la plus grande importance à la propreté de la lancette dont je me sers : elle est lavée et essuyée après la phlébotomie et immédiatement avant de faire une nouvelle saignée, elle est de nouveau nettoyée*[150]. Il citait le travail de M.A.F. Ollivier sur la gangrène d'hôpital et confirmait qu'il apportait bien la preuve de l'existence d'un virus responsable de cette infection[151]. Mais néanmoins, il ne démordait pas de la certitude du rôle prépondérant de l'encombrement ! Il avait également remarqué la fréquence de la fièvre purpérale dans les maternités et sa rareté chez les femmes qui accouchaient à leur domicile : il avait noté l'analogie de ces infections avec les phlébites qui succédaient aux saignées dans les hôpitaux : malheureusement, il se contentait d'attribuer ce phénomène à l'encombrement des salles. Il restait fidèle à son interprétation initiale : *Voilà donc bien évidemment des agents de contagion formé sous l'influence épidémique, résultat de l'encombrement de beaucoup d'hommes* [152]...

En 1837, Louis de la Berge (?-?) et Edouard Monneret (1803-1868) pensaient que la salive, le sang, les insectes pouvaient propager les miasmes contagieux. La nature de ces derniers restait hypothétique : hydrogène sulfureux, azote, vers, insecte, ferment ? En 1863, Monneret précisait sa pensée et définissait ainsi la contagion : *La contagion est le mode suivant lequel l'homme malade transmet à l'homme sain plus ou moins prédisposé, la maladie dont il est lui-même affecté. L'agent qui est engendré par l'organisme malade et qui jouit de la funeste propriété de reproduire la maladie, à la manière d'une semence morbifique a reçu le nom de contage ou contagium*[153].

Charles Cagnard de Latour (1777-1859), ingénieur et physicien français, fut sans doute le premier à utiliser le microscope pour étudier les fermentations vineuses. Il examina donc les *grains* responsables de la fermentation et suggéra que très probablement ils étaient organisés. Une étude plus approfondie chez un brasseur de Neuilly lui permit de constater qu'ils se reproduisaient par bourgeonnement. Il détermina que

---

150 Piorry, *Clinique médicale de l'hôpital de la Pitié...*, Paris, 1833, 182.
151 Piorry, *Ibid.*, 183.
152 Piorry, *Ibid.*, 193.
153 Monneret, *Traité de pathologie générale*, **3**, 2e partie, 908.

l'augmentation du poids de la levure initialement utilisée pour la mise en levain et observée depuis toujours dans les brasseries, était la conséquence de ce pouvoir de reproduction. Il concluait *que la fermentation vineuse est provoquée par des corps doués de vie*[154]. Il complétait ainsi le travail de Lavoisier en restituant à la levure son rôle déterminant.

Theodor Schwann (1810-1882) le premier rompait avec le vitalisme qui sévissait en Allemagne. Il inaugurait l'étude physico chimique de la matière vivante. Après Cagnard, il étudia les levures au début de 1840 et arriva aux mêmes conclusions que son prédécesseur : c'étaient bien des êtres vivants. La génération spontanée était un leurre. Pasteur confirmera la justesse de sa théorie.

Jakob F.G. Henle (1809-1895), critiquait les positions de Schwann sur la nature vivante des phénomènes de fermentations. Il écrivait en 1840 : *Es nahert sich in dieser Hinsicht dem Peststoffe und ist ein Parasit des Blutes in dem Sinne, wie wir den Peststoff und ist ein Parasite des Lymphe genannt haben*[155] (C'est un point de vue que de croire que l'agent responsable de la peste est un parasite du sang, tout aussi vraisemblable que si nous disions que c'est un parasite de la lymphe). Pour lui, l'évolution d'une maladie était comparable à celle d'un être vivant. La *matière morbide* susceptible de se développer chez un individu en bonne santé était comme la semence végétale ou animale : elle se multipliait et ses rejetons à leur tour donnaient naissance à plus de *matière morbide*. Pour lui, *le germe de la maladie n'était pas quelquechose de superposé au malade et d'indépendant de lui, c'était quelquechose de lui, lui empruntant une sorte de vitalité pathologique, et pouvant la transporter ailleurs.* Entre le moment de la contamination et celui où se déclarait la maladie se plaçait la phase d'incubation. Le sujet atteint était alors contagieux. Ainsi se développaient les épidémies. Mais il manqua à Henle l'idée d'un germe indépendant du malade,

---

[154] Cagnard de Latour Ch., Mémoire sur la fermentation vineuse présenté à l'Académie des sciences le 12 juin 1837, *Annale de Chimie et de physique*, **68**, 206-222.

[155] Henle J.F.G., *Von den Miasmen und Kontagien und von miasmatisch Kontagiösen Krankheiten (1840)*, Leipzig, 1910, 83.

cultivable et modifiable en dehors de l'organisme[156], tel que le concevra Pasteur.

En 1850, Casimir Joseph Davaine (1812-1882), avec Rayer (1793-1867), découvrait dans le sang de moutons charbonneux de minuscules bâtonnets filiformes inertes qu'il considéra initialement comme un épiphénomène. Mais, en 1863, à la suite des publications de Pasteur sur le vibrion butyrique, il reprit ses travaux. Il parvint à transmettre le charbon à divers animaux par injection de sang d'animaux charbonneux et comprit que les micro-organismes qu'il avait observés étaient en fait l'agent causal de la maladie : *L'examen des six animaux atteints ou morts du sang de rate* (le charbon) *a montré six fois dans leur sang les mêmes êtres microscopiques. Ces corpuscules se sont évidemment développés pendant la vie de l'animal infecté, et leur relation avec la maladie qui a entrainé la mort ne peut être mise en doute*[157].

William Budd (1811-1880) établissait en 1873 [158] que la typhoïde se propageait par l'intermédiaire d'un agent infectieux contenu dans les déjections des malades. Il avait déjà fait connaître ses idées dans des articles publiés dans le Lancet en 1856 et 1860. A ce propos il écrivait à Tyndall en 1870 : *Mon opinion est faite sur le germe de contage depuis que j'ai commencé à m'occuper de ces questions, et je ne doute pas que des organismes vivants ne soient la cause spécifique des maladies contagieuses* [159]. Il concluait son ouvrage par ces vers de Friedrich von Schiller (1759-1805) :

L'automne a mûri sa semence.
Porté sur l'aile du vent,
Un essaim de germes s'élance
Aux quatre coins du firmament.
Sur mille, un trouve un sol propre et fructifie,
Tout le reste retourne aux communs éléments.
Mais cet un représente un type de la vie
Qui persiste par lui dans l'espace et le temps.

---

[156] Duclaux E., *Pasteur, Histoire d'un esprit*, Paris, 1896, 284-285.
[157] Laboulbène A ;, L'œuvre de C.J. Davaine…, Paris, 1889, 35.
[158] Budd William, *Typhoïd fever, its nature mode of spreading and prevention*, London, 1873.
[159] Guéneau de Mussy Henri, *Aperçu de la théorie du germe contage. De l'application de cette théorie à l'étiologie de la fièvre typhoïde. Considérations sur les moyens prophylactiques*, Paris, 1877.

Un autre médecin britannique, John Snow (1813-1858), était persuadé que, contrairement aux théories admises, le choléra n'était pas transmis par l'air ou les miasmes diffusés par les malades. Il mit en évidence la transmission hydrique de la maladie et publia ses résultats dans trois articles parus dans *The London medical gazette* en 1849 sous le titre collectif : *On the pathology and mode of communication of cholera.* En 1854, il eut l'idée d'établir une relation, à partir des registres de décés, entre le domicile des malades et les pompes à eau qui alimentaient leur quartier. Il s'aperçut que la majorité des sujets atteints habitaient à proximité de ces points d'eau. Il incrimina une compagnie de distribution d'eau de Londres dont les approvisionnements étaient contaminés par les égoûts. La même année il publiait son travail sous la forme d'un livre. La seconde édition de cet ouvrage, parue en 1855 sous le titre : *On the mode of communication of cholera*, contenait un exposé remarquable de la théorie bactérienne de la maladie qu'il attribuait à un micro-organisme d'origine fécale qui, par voie digestive, se multipliait dans l'organisme des gens contaminés.

Rudolf L.K.Virchow (1821-1902) en 1848, Félix A. Pouchet (1800-1872) en 1849, avaient trouvé d'innombrables vibrions dans les selles des cholériques. Pas plus que Davaine ne l'avait fait en découvrant des bacilles dans le sang de moutons morts du charbon, ils ne pensèrent à leur attribuer une quelconque spécificité ni la moindre responsabilité dans la maladie qu'ils étudiaient. En 1835, Ludwig Boehm (1811-1869), à Berlin, pensa même avoir découvert l'agent responsable du choléra dans un champignon présent dans quelques graminées de l'Inde : *Die kranke Darmschleimhautin der asiatischen Choleramikroscopisch untersucht,* paru en 1838. Presque trente ans avant Koch, dès 1854, Filippo Pacini (1812-1883) ayant constaté, lui aussi, dans les déjections de ces malades la présence de très nombreux micro- organismes mobiles, fut intrigué par la desquamation très importante présentée par la muqueuse intestinale de ces malades. Il eut l'idée d'attribuer ces lésions de désintégration épithéliale à l'activité microbienne et d'expliquer ainsi l'excès de transsudation aqueuse qui en résultait [160]. Il publia ses premiers résultats sous le titre : Osservazioni microscopiche deduzioni patologiche sul cholera asiatico, dans la *Gazzetta med. ital. fed. tosc.*, en 1854.

Joseph Honoré Simon Beau (1806-1865), qui sera élu membre de l'Académie de médecine en 1856, avait consacré sa thèse d'agrégation, soutenue à Paris en 1851, à la contagion. Sans mettre en doute l'existence des agents contagieux ni leur faculté à survivre longtemps sur certains supports, il hésitait à les assimiler soit à des ferments soit à des semences [161]. Il admettait cette origine végétale pour la teigne et le muguet. Quant aux animalcules, le seul qu'il homologuait c'était celui de la gale, appelé à l'époque *Acarus scabiei* (*Sarcoptes scabiei*). Dans sa conclusion, il proposait *de neutraliser ou de détruire le principe contagieux introduit dans l'organisme... à l'aide d'agents médicamenteux que l'on appelle agents spécifiques* et ajoutait humblement : *Dans l'état de la science, ils se réduisent seulement à deux : les antisyphilitiques (mercure, iodure de potassium, etc.) et les antipsoriques.* On voit que peu de progrès avaient été accomplis depuis Fracastor !

A Montpellier, Raymond Joseph Charles Anglada (1809-1878) et Alexis Jacques Alquié (1812-1865) avaient étudié les modalités de transmission des maladies contagieuses. Anglada s'intéressa dès 1832 à la contagion dont il fit le sujet de sa thèse de doctorat puis à la transmission de la morve du cheval à l'homme en 1845. Il publia en 1853 un *Traité sur la contagion* dans lequel il rejetait la théorie qui faisait des fermentations l'origine de la contagion. Il soutint que toutes ces infections résultaient de l'activité de virus spécifiques à chaque maladie comme la variole, la rage ou la vérole. Il tenta en vain de les identifier par le microscope. Il considérait la contagion comme étant *la transmission d'une affection morbide à un ou plusieurs individus, par l'intermédiaire d'un principe matériel, qui, étant le produit d'une élaboration morbide spécifique, provoque chez ceux qu'il atteint, d'une manière immédiate ou médiate, pourvu qu'ils soient convenablement prédisposés, une maladie*

---

[160] Cornil A.V., Babes V., *Les bactéries et leur rôle dans l'étiologie, l'anatomie et l'histologie pathologiques des maladies infectieuses*, Paris, 1890, **2**, 169.

[161] Beau J.H.S., *De la contagion dans les maladies, Concours pour une chaire de pathologie médicale... présentée et soutenue en juin 1851*, Paris, 1851, 3339.

semblable à celle dont il provient[162]. Alquié suivit à peu près la même piste. Il pensait que les maladies sexuellement transmissibles étaient dues à des virus, ainsi que la vaccine, la variole, la peste ou la gangrène, dite pourriture d'hôpital, à laquelle il s'intéressa tout particulièrement quand l'armée envoya dans son service à l'hôpital Saint-Eloi de Montpellier, deux mille blessés de la guerre de Crimée qui en étaient atteints. Ils furent soignés avec succès, Alquié n'ayant pas oublié les préceptes enseignés par Delpech[163].

Ignace Semmelweis (1818-1865), en 1847 puis en 1849, publiait dans le Zeitschrift der K.K. Gesellschaft der Ärzte zu Wien, un article intitulé : *Höchst wichtige Erfahrungen über die Aetiologie der in Gebäranstalten epidemischen Puerperalfieber* (Les plus importantes découvertes sur l'étiologie de la fièvre puerpérale épidémique) dans lequel il démontrait l'origine septicémique de cette fièvre et sa contagiosité. Les statistiques affirmaient qu'à la fin du XVIIIème siècle et au début du XIXème siècle, à Vienne, 28% des accouchées mouraient de métrite, de lymphangite, de phlébites pelviennes, de péritonite, de fonte purulente de l'utérus. Ce n'était pas mieux à Paris où, en 1788, à la Maternité de l'Hôtel-Dieu, sept accouchées sur douze étaient atteintes de fièvre puerpérale ! Les hypothèses les plus absurdes avaient cours : on supposait qu'il s'agissait d'un épanchement de lait dans le pelvis qui se substituait à la montée laiteuse mammaire normale. Dès lors, le lait s'aigrissait, caillait et provoquait une inflammation mortelle[164]. Semmelweis allait bousculer toutes ces vieilles lunes en montrant que c'étaient les doigts des carabins souillés au cours des dissections qui portaient des particules cadavériques infectantes dans les organes génitaux des femmes récemment accouchées. La porte d'entrée était la plaie placentaire ou la muqueuse éraillée de la filière génitale après l'accouchement. Semmelweis décida de faire laver les mains de ses étudiants dans une solution de

---

[162] Anglada Charles, *Traité de la contagion pour servir à l'histoire des maladies contagieuses et des épidémies*, Paris, 1853, **1**, 12.

[163] Dulieu Louis, *La médecine à Montpellier, De la première à la troisième république*, 2ème partie, **4**, 629, 641.

[164] Sobel André, *La vie tragique de Philippe I. Semmelweis, sauveur des mères*, Paris, thèse, 1934, 13-15.

chlorure de chaux avant qu'ils ne pénètrent dans les salles de parturientes : la mortalité tomba brutalement de 18% à 1,2%. Il constata que la présence de femmes malades pouvait également transmettre la maladie aux autres accouchées et décida d'isoler les futures parturientes porteuses d'infection : cette précaution fut appliquée avec succès. Mais il lui restait à vaincre la routine. Céline prétendait que Semmelweis était *maladroit*[165], disons que, conscient de détenir une vérité, il ne se pliait pas aux contraintes imposées par un environnement médical figé dans son conformisme, dont le représentant le plus éminent était son chef de service, Johann Klein (1788-1856), obstétricien connu, médecin chef de la maternité de l'Hôpital Général, personnage que Céline décrivait comme imbu de lui-même et d'une affligeante mesquinerie. Faire des ronds de jambes à ce médecin courtisan devait être au dessus de ses forces. La mésentente avec Semmelweis, assez dépourvu de diplomatie il est vrai, devint rapidement importante et Klein révoqua son assistant en octobre 1846, prenant prétexte d'une dispute au cours de laquelle ce dernier se serait montré insolent. Découragé par la mauvaise volonté et parfois l'animosité de ses collègues, il quitta Vienne pour Budapest en 1848 où il obtint le poste de chef de service de la maternité de la ville. Semmelweis avait déjà fait une longue communication à la Société impériale de médecine de Vienne, le 15 mai 1850. Il expliquait que la fièvre puerpérale était due à l'infection apportée du dehors, mais aussi à toute matière organique pénétrant dans la circulation sanguine de la femme en travail à partir d'un foyer infectieux quelconque. Il définissait ainsi ce que nous appelons une septicémie. Il soulignait la fréquente contamination du fœtus et du nouveau-né par cette infection. Il rappelait que la meilleure prophylaxie était la désinfection des mains et des instruments au chlorure de chaux. Il publia les premiers résultats (1855-1856) obtenus par ses méthodes prophylactiques dans son service de Budapest et qui confirmaient le bien fondé de sa théorie. Ce travail, publié dans le Wiener med. Wochzeitung, fut accueilli avec indifférence, voire hostilité. La direction de la publication crut bon d'ajouter cette note en fin d'article : *Nous*

[165] Céline, *Cahiers 3, Semmelweis et autres écrits médicaux*, Paris, 1977, 37.

avions cru que la théorie de la contagion puerpérale et le lavage au chlorure étaient déjà démodés. Dans la plupart des maternités, on proteste contre l'opinion énoncée ci-dessus. Il est temps que les gens ne se laissent plus duper par cette théorie[166]. Il faudra encore la perte de milliers de vies humaines pour que la découverte de Semmelweis soit admise par tous. Reconnaissons que son ouvrage fondateur, édité à Pest, Vienne et Leipzig en 1861, *Die Aetiologie, der Begriff und die Prophylaxis des Kindbettfiebers,* était mal écrit, difficile à lire et souffrait d'une mauvaise présentation des tableaux statistiques. Thomas Morton (1907-2004), citant Sir W. J. Sinclair, biographe de Semmelweis, prétendait que s'il avait eu le style d'Oliver Holmes (1809-1894), premier médecin à établir la nature contagieuse de la fièvre puerpérale en 1842, son ouvrage se serait vendu à des milliers d'exemplaires et aurait conquis l'Europe en une année[167] ! Mais c'est trop facile de réécrire l'histoire et Semmelweis mourut bien avant d'être reconnu, désespéré de voir que tout se liguait contre lui pour empêcher l'application universelle de sa méthode qui aurait permis de sauver la vie de milliers de jeunes mères. Il faudra attendre quarante ans pour atteindre cet objectif.

Le médecin militaire Jean Antoine Villemin (1827-1892) en inoculant à des lapins la matière prélevée dans des adénopathies tuberculeuses, reproduisit chez l'animal les lésions spécifiques de la phtisie, prouvant sa contagiosité en 1865. Dans ce premier mémoire, il concluait que la tuberculose était une maladie spécifique, qu'elle était provoquée par un agent inoculable, que l'inoculation de l'homme au lapin réussissait presque sytématiquement, qu'en conséquence, elle faisait partie des maladies virulentes et appartenait au même cadre nosologique que la variole, la rougeole, la syphilis et la morve[168]. *Le soldat tuberculeux est à son compagnon de chambrée ce que le cheval morveux est à son voisin d'écurie* affirmait-il, ajoutant : *La*

---

[166] Sobel, *Ibid.*, 76.

[167] Garrison, Morton, *Morton's medical bibliography, fifth Edition, An annoted Check-list of texts illustrating the history of medicine, edited by Jeremy M. Norman,* Cambridge, 1993, 967.

[168] Dieulafoy Georges, *De la contagion*, thèse présentée au concours pour l'agrégation… le 29 avril 1872, Paris, 1872, 56.

tuberculose est une affection qui se développe et se propage dans des conditions communes aux maladies zymotiques (zumé : ferment). Elle a les analogies les plus grandes avec la syphilis et surtout avec la morve-farcin[169].

Villemin avait eu un prédécesseur, médecin allemand originaire de Hanovre, Philipp Friedrich Hermann Klencke (1813-1881), qui rapportait *l'expérience d'un lapin inoculé avec des cellules tuberculeuses de tubercules miliaires et d'infiltration grise tuberculeuse qui présenta à l'autopsie, après vingt-six semaines, une tuberculose étendue du foie et du poumon*[170]...

Jean-Baptiste Biot (1774-1862), en 1812, avait montré que certains composés organiques pouvaient dévier la lumière à droite ou à gauche. Dès 1848, Louis Pasteur (1822-1895), étudiant au microscope des cristaux de tartrates, en identifia deux types, les uns étant l'image des autres dans un miroir. Il les tria et constata une relation entre leur forme et leur mode d'action sur la lumière polarisée : les uns la déviaient à gauche, les autres, à droite. Il introduisit des levures dans la solution équimoléculaire des deux cristaux, solution qui, au départ, ne déviait donc pas la lumière polarisée. Il montra que le microorganisme choisissait d'assimiler le tartrate droit et laissait intact le gauche (isomère) et que dès lors la solution déviait la lumière à gauche. Donc, le tartrate droit était le marqueur d'une activité chimique d'origine vivante. Physicien et chimiste de formation, il allait abandonner ses recherches de cristallographie entreprises dès 1848 pour se consacrer à la biologie. Il dira plus tard : *Dans le champ de l'observation, le hasard ne favorise que les esprits préparés.* Ses recherches sur les germes anaérobies en 1861, sur la génération spontanée en 1864, sur les maladies du vin en 1865 et du ver à soie en 1869, sur la bière en 1873, sur la théorie microbienne appliquée à la pathologie en 1878, sur la vaccination dans le choléra des poules en 1880 et sur la rage en 1885 allaient ouvrir la voie à la bactériologie et à l'immunologie. Il effectua la première vaccination contre le charbon le 5 mai 1881 à Pouilly le Fort.

---

[169] Dumesnil René, *Histoire illustrée de la médecine*, Paris, 1935, 239.
[170] Dieulafoy, *Ibid.*, 55-56.

Le 6 juillet 1885, il vaccinait Joseph Meister contre la rage. L'Institut Pasteur était inauguré à Paris en 1888.

Les travaux de Robert Koch (1843-1910) et ceux de Pasteur devaient fonder une nouvelle science biologique, la bactériologie. Koch allait identifier les bactéries responsables du charbon, en 1876 puis celles de la tuberculose, en 1882 pour laquelle il démontrait que *le bacille spécifique existe dans les crachats de tous les phtisiques, dans tous les produits tuberculeux provenant de l'homme et des animaux, dans les glandes scrophuleuses, dans les tumeurs blanches, dans la maladie spontanée comme dans la maladie expérimentale*[171] … Il identifiait le vibrion cholérique en 1884, bacille en virgule, et démontrait sa transmission par l'eau de boisson, les aliments et les vêtements souillés. En 1891, au cours de recherches sur la réinoculation de bacilles morts au cobaye tuberculeux, il mettait en évidence la résistance à la réinfection. Ce phénomène qui portera son nom conduira à la découverte de la tuberculine et à celle du BCG. Koch obtint le Nobel en 1905.

---

[171] Calmette A., *L'infection bacillaire et la tuberculose chez l'homme et les animaux…*, Paris, 1920, 6.

Les traitements

Lorsque les médecins contemporains de Fracastor cherchaient le traitement le plus approprié à la maladie qu'ils avaient diagnostiquée, ils étaient confrontés à une pharmacopée foisonnante dont les composants offraient des opportunités parfois contradictoires, souvent fantaisistes, toujours hasardeuses. Dans le fatras des plantes, des animaux ou des minéraux hérités de Galien, de Dioscoride ou de la médecine arabe, les superstitions les plus absurdes, comme celles concernant les pierres précieuses ou les croyances les plus stupides issues de l'astrologie, le disputaient à une tradition enracinée dans les croyances et à la crédulité populaires. Une taxinomie analogique aboutissait à des aberrations de classement des médicaments. Ainsi, le goût permettait de regrouper certaines plantes dans la catégorie des amers. S'y côtoyaient des essences végétales aussi diverses que la scille, la coloquinte, l'angustura, la noix vomique ou l'absinthe, dotées de qualités organoleptiques voisines, mais pourvues de vertus thérapeutiques différentes. De l'attribution de propriétés curatives imaginaires à des substances qui en étaient dépourvues, résultait la fausse déduction selon laquelle, lorsqu'une ou plusieurs plantes avaient été reconnues utiles dans le traitement de telle ou telle maladie, ce pouvoir était étendu à toutes les essences de cette même famille. C'était particulièrement vrai pour les solanées : à côté d'espèces vénéneuses, comme la belladone, la mandragore, les divers daturas, l'*Hyosciamus niger,* on comptait des plantes alimentaires comme l'alkékenge, la tomate ou la pomme de terre.

Dans le cadre de cette classification organoleptique, on distinguait cinq classes d'odeurs : camphrées, narcotiques, éthérées, acides et alcalines. Les odeurs camphrées, caractérisaient la plupart des labiées, une partie des composées, les lauriers, les myrtes, les térébinthes. Les odeurs narcotiques étaient spécifiques des pavots, des solanées, des bourraches, de l'assa fetida, des gommes-résines, des roses, des liliacées, du jasmin, de la tubéreuse, du musc, du castoreum[172], de l'ambre gris. Les odeurs éthérées étaient propres à l'ananas, aux poires, aux melons, aux courges, au chasselas moisi. Les odeurs acides volatiles se dégageaient de l'aurone ou de la mélisse et les odeurs alcalines volatiles, des crucifères, du raifort, de l'ail et de l'oignon[173]. Au tout début du XIXème siècle[174], cette classification organoleptique des médicaments sévissait encore. On identifiait ainsi trois grandes classes de substances, dont les propriétés étaient déterminées par leur saveur, leur odeur et leur couleur. La sapidité, tout d'abord : on distinguait dix espèces de saveurs, l'insipide ou aqueux, le sec, le doux, le gras, le visqueux, l'acide, le salé, l'âcre, l'amer et l'austère ou styptique (astringent). L'aqueux détrempait les humeurs, comme la laitue. Le sec renforçait l'estomac et guérissait les diarrhées, comme le café, mais pouvait conduire au marasme. Le doux, comme les figues ou les dattes, relâchait les fibres et atténuait l'âcreté, mais fatiguait. Le gras, comme les semences émulsives, amollissait les fibres, diminuait l'acidité, mais son abus affaiblissait le système nerveux. Le visqueux, comme les gommes ou la graine de lin, lubrifiait et atténuait les stimulants. Les acides étaient astringents (qui avaient la propriété de provoquer une rétraction au niveau des parties qu'ils touchaient et de ralentir ou d'arrêter les évacuations) et apaisaient la soif. Les salés irritaient, stimulaient appétit et digestion. Les âcres, dont l'arum, l'euphorbe ou la scille, agissaient comme des poisons, c'étaient des purgatifs, des diurétiques, des sudorifiques et des emménagogues (qui déclenchaient les règles), mais aussi, à l'extérieur, des rubéfiants. Les amers, comme le quinquina, la rhubarbe, la gentiane, étaient anti-nauséeux, antiacides gastriques et antiseptiques. On les utilisait

---

172 Substance secrétée par les glandes préputiales du castor.

173 A.C. Lorry, J.N. Halle *Sur les parties volatiles et odorantes des médicamens tirés des substances végétales et animales*, Histoire de la Société Royale de Médecine, Paris, 1788, p. 306-318.

174 Etienne Tourtelle, *Elémens de matière médicale*, Strasbourg, 1802, p. 18 à 29.

dans les fièvres intermittentes, la cachexie et, à l'extérieur, contre les gangrènes. Les médicaments austères étaient astringents comme le cachou, la tormentille, la bistorte : ils calmaient les flux, échauffaient (substances médicamenteuses qui excitaient l'action organique, accéléraient la circulation et augmentaient la chaleur animale), et fortifiaient. Les arômes venaient ensuite : les aromates convenaient aux maladies nerveuses et potentialisaient les fébrifuges, les sudorifiques, les diurétiques. On distinguait six sortes d'odeurs : agréable, comme le jasmin, qui excitait l'action des nerfs ; aromatique, comme le camphre et la cannelle, qui ranimaient les nerfs et activaient la circulation ; ambrée, comme l'ambre gris ou la civette, dont l'activité était identique à celle des odeurs précédentes, mais plus stuporeuse ; aillée, comme *l'asa foetida* ou le *scordium*, sudorifique et carminative (qui chassait les gaz) ; vireuse, caractéristique des plantes stupéfiantes comme l'opium, le chanvre, la morelle. On décrivait même une odeur ingrate, comme celle de l'ellébore, du cabaret qui était convulsivante. Les couleurs, enfin, permettaient de déterminer les propriétés de certains végétaux : le blanc indiquait la qualité sucrée et émolliente ; le vert, la crudité ; le jaune, l'amertume, comme la gentiane ; le roux ou brun, l'âpreté ; le rouge, l'acidité ; le noir, souvent la vénénosité, comme le fruit de la belladone. Bien entendu, il y avait des exceptions comme le cassis, noir et comestible ou la reine-claude, verte et douce.

En son temps, Fracastor reconnaissait lui-même cet état de fait. Il écrivait : *Comme, dans les affections contagieuses, il faut avoir des remèdes en abondance, et il est nécessaire de se servir tantôt de l'un, tantôt de l'autre, il sera bon d'énumérer plusieurs de ceux qui ont de la valeur dans les contagions, afin de pouvoir choisir ceux qui seront les plus efficaces*[175].

Pour mieux comprendre la démarche qui guidait des praticiens de l'époque dans le choix des médicaments, règles que Fracastor observait scrupuleusement tout en rejetant les pouvoirs occultes des remèdes, il faut rappeler un certain nombre de notions qui déterminaient le classement des substances, les catégories de *médecines* et leurs indications.

[175] Fracastor, *Les trois livres*, 237.

Les substances entrant dans la composition des remèdes étaient simples ou composées. Les médicaments pouvaient être *absolument simples* ou *véritablement simples*. Ainsi, le feu ou l'eau purs, le sel, le soufre ou le mercure pour les spagyristes[176], figuraient dans cette première catégorie de radicale simplicité. Dans la seconde, celle des corps véritablement simples, on trouvait des minéraux, des végétaux et des animaux. Les minéraux étaient essentiellement les métaux, les *sucs*[177] et les pierres. Les végétaux, plus nombreux, comprenaient les racines, le bois, l'écorce, les feuilles, les fleurs, les *minons* (chaton : inflorescence), les semences, les excréments, les résines, les sucs et les gommes. Les animaux enfin se subdivisaient en deux catégories, ceux qu'on utilisait entiers et ceux dont on utilisait une partie. Etaient utilisés entiers, les cloportes, les vers, les cantharides, les scorpions etc. Etaient utilisés en leurs parties ceux dont on employait la graisse, la corne, les os, les poils, les poumons, la rate, le foie, l'utérus, des segments du tube digestif, les excréments[178].

Il existait deux catégories de médicaments : ceux qui agissaient immédiatement, comme le fer rouge, et ceux qui avaient le potentiel d'agir et dont les propriétés se révélaient après un délai : à ce titre, le poivre était chaud et la mandragore, froide. C'est la chaleur du corps qui déclenchait ce phénomène : un vin frais procurait initialement une sensation rafraîchissante à laquelle succédait un grand échauffement. A l'inverse, la rhubarbe tout d'abord échauffante (substance médicamenteuse qui excitait l'action organique, accélérait la circulation et augmentait la chaleur animale), rafraîchissait en chassant la bile responsable de la fièvre.

Le corps humain était constitué de trois éléments : le *tempérament* (chaud, froid, sec et humide) ; la matière (épaisse ou diluée, contractée ou relâchée, grossière ou subtile) ; la forme et la substance du corps. Trois catégories de

---

[176] Les partisans de Paracelse entendaient par mercure, le produit initial volatile de la distillation. Le soufre, lui, représentait la fraction inflammable et le sel le précipité solide, phase ultime de la réaction chimique.

[177] Sucs : vapeurs ou humidités renfermées dans la terre : le cristal se formait d'un *suc lapidisique*, les métaux étaient des vapeurs et des sucs qui se condensaient dans les veines de la terre. Furetière, *Dictionnaire universel*... Paris, 1690, **3**,

[178] Duchesne Joseph, *La pharmacopée des dogmatiques*, Paris, 1629, 2-3.

médicaments correspondaient à ces trois éléments : ceux qui modifiaient la température ; ceux qui agissaient sur la consistance, la tonicité et la densité ; ceux qui désorganisaient forme et composition du corps et des humeurs, comme les venins. De même façon qu'il existait trois éléments constitutifs du corps, il y avait trois sortes de forces et de facultés des médicaments, *les unes sont appelées premières qualités ou premières facultés, les suivantes, secondes et les dernières, troisièmes.*

La première qualité ou faculté du médicament découlait du mélange du chaud, du froid, du sec et de l'humide, l'une de ces qualités l'emportant parfois sur les autres : ainsi le poivre était chaud, la mandragore était froide, l'huile était humide et l'eau marine était sèche. Prise isolément, chaque substance conservait sa qualité spécifique. En revanche, mélangée à son contraire, cette qualité dominante était inhibée et agissait de façon retardée.

La seconde faculté des médicaments résultait de leur composition même qui recélait la force du *tempérament,* c'est-à-dire *temperamentum*, autrement dit de leur *mélange,* car les Anciens regardaient les corps organisés comme des assemblages d'éléments doués de qualités différentes, mais associés et combinés de manière à être modérés et tempérés les uns par les autres. Ainsi une substance qui réunissait la chaleur et la sécheresse agira avec promptitude ; mais la froideur et l'humidité inhiberont son action ; du mélange des deux ressortirait la seconde faculté. De ce mélange de la matière et du *tempérament* résultait l'action *médicatrice.* Ainsi le persil et l'hysope étaient de matière déliée et chaude : ils ouvraient les petits conduits du corps et dissolvaient les humeurs provoquant sueurs et urines. Mais, au quatrième degré dont nous parlons plus haut, ils pouvaient agir en brûlant, en ulcérant ou en liquéfiant.

La troisième faculté des médicaments ne provenait ni du médicament ni de la matière, mais de la propriété occulte de la substance. Autrement dit, cette propriété ne tombait pas sous le sens et ne pouvait être appréciée ni par le goût, ni par l'odorat, ni par le toucher, ni par l'ouïe ou la vue, mais seulement par un usage prolongé et une longue pratique médicale. Cette troisième qualité, Fracastor la récusait formellement : *Invoquer les propriétés occultes,* disait-il, *c'est se tirer à peu de frais d'un problème difficile ; c'est rapporter à une bien petite cause toutes les causes de ces contagions*[179]. Elle comprenait deux types de remèdes : les évacuatifs et les altératifs. Les évacuatifs étaient des purgatifs s'ils attiraient les humeurs de tout le corps ; s'ils n'agissaient que sur certaines parties du corps, ils se nommaient *apophlegmatismes* pour le cerveau, *nasipurges* pour les narines, *évacuatifs* pour les urines, les règles ou l'expectoration, *alexitères* ou *alexipharmaques* (qui protégeaient des poisons) s'ils agissaient en attirant ou en chassant poisons et venins par ressemblance avec ces substances toxiques. Quant aux *altératifs*, ils modifiaient la composition même de la chose, la détruisaient et la corrompaient. Ils étaient soit délétères, soit antidotes. Dans la première catégorie, on trouvait le mercure, le venin du scorpion ou de l'araignée, la morsure du chien enragé. Dans la seconde, le mithridate, la pimprenelle, l'alysson (vingt espèces différentes), la sauge ou l'agrimoine.

On distinguait quatre ordres ou degrés différents dans le mode d'action de ces substances : celles qui agissaient modérément et de façon insensible appartenaient au premier degré ; celles qui agissaient de façon plus manifeste, au second ; celles qui agissaient avec véhémence, au troisième ; enfin, celles qui agissaient avec le maximum d'effet, comme les escharotiques (caustiques violents), au quatrième. Chacun de ces quatre ordres était subdivisé en trois parties : commencement, milieu et fin. Ainsi, les choses chaudes du troisième ordre étaient, les unes dans le milieu, les autres dans la fin.

Fracastor soulignait le fait que les Anciens n'avaient pas proposé de thérapeutiques propres aux maladies contagieuses. Il affirmait que ces affections exigeaient des soins spécifiques[180]. Il insistait sur les points communs aux maladies de

[179] Fracastor, *Les trois livres*, 23.
[180] Fracastor, *Les trois livres,* 218.

putréfaction : plénitude, obstruction, détérioration des humeurs et sur le point spécifique : les germes eux-mêmes[181].

En reprenant pathologie par pathologie, les recettes thérapeutiques appliquées par l'auteur du *De Contagione*, on discernait une double démarche : traiter la cause, en visant l'éradication des germes, traiter le terrain, en tenant compte du *tempérament*. Le choix du remède, de sa posologie et des modalités de sa prescription reposait sur le diagnostic de la maladie, son degré de gravité et son siège. Ici réapparaissait la notion hippocratique fondamentale de *tempérament*. Elle procédait donc de la théorie des quatre éléments, l'eau, le feu, l'air et la terre. De leur combinaison naissaient les corps composés doués de propriétés nouvelles, mais conservant leur potentiel d'effets propres qui réapparaissaient lors de la dissolution du corps. Cette combinaison était stable, chaque élément faisant contrepoids à l'autre, leurs qualités élémentaires s'opposant deux à deux. Il était indispensable que tous les éléments soient présents. On a vu que cela permettait de définir le *tempérament* comme *un parfait équilibre des quatre qualités premières dans une combinaison formée par tous les éléments* (*Concentus quidam est quatuor principium qualitatum ex omnium elementorum permixtione*)[182]. C'est lui qui déterminait les modalités du traitement. C'était aussi incontournable pour le praticien de l'époque que les notions d'allergie ou d'intolérance médicamenteuses de nos jours. En effet, la maladie pouvait être proche ou éloignée du *tempérament* du malade : un phlegmatique était prédisposé aux affections pituiteuses humides et froides qui lui étaient proches ; mais il pouvait être atteint d'une maladie bilieuse, sèche et chaude, éloignée de son *tempérament*. Il lui faudrait des remèdes moins froids qu'à un sujet doté d'une nature bilieuse, sèche et chaude. L'objectif était de recouvrer *le tempérament naturel ou pour le moins la disposition précédente*[183].

Il importait d'utiliser d'emblée des médicaments puissants dans les maladies brutales et violentes comme l'apoplexie. En

---

[181] Fracastor, *Les trois livres*, 223.

[182] Fernel, *Universa medicina*, Francfort, Wechel, 1578, De temperamentis, lib. 3, p. 44.

[183] Fernel, *Ibid.*, p. 27.

revanche, aux affections de moindre gravité, on réservait des traitements qui ménageaient les forces du malade : question d'enjeu. On ne prescrirait jamais l'opium, la mandragore ou la jusquiame, fût-ce à dose minime, pour une chaleur excessive du corps pas plus que la scammonée ou la coloquinte pour évacuer une surabondante humeur. Et l'on n'abandonnerait pas prématurément un traitement doux et lent sous prétexte qu'il tardait à agir. En revanche, on n'attendrait pas de la joubarbe ou du plantain un effet identique à celui de l'opium.

La texture des organes concernés intervenait dans le choix du médicament : ainsi les organes épais et denses, comme le foie ou les reins ne seront pénétrés que par des substances puissantes et subtiles, alors que les muscles, les poumons ou la rate, moins denses, demanderont des remèdes plus doux.

Le mode d'administration du médicament dépendait de l'organe malade : ainsi, pour le cerveau, il valait mieux appliquer la substance sur le front, sur la suture coronale, dans le conduit auditif ou dans les fosses nasales ; pour les poumons, les remèdes étaient appliqués à l'extérieur sur le thorax, en vapeurs inhalées, en substances qui fondent dans la bouche pour s'écouler dans l'arbre respiratoire ; pour les voies digestives supérieures, l'administration *per os* était la meilleure, mais, pour le rectum et le côlon, c'est le clystère qui était préféré.

Les médicaments froids l'étaient à divers degrés : Les feuilles de myrte, les fruits du prunier, les grains d'orge, les racines de mauve, le suc d'acacia, les pierres précieuses comme l'hyacinthe ou le saphir, étaient froids au premier degré ; les feuilles de laitue, l'orange, la graine de l'alkékenge et le bois de santal, étaient froids au second degré ; la feuille de joubarbe, les fleurs du grenadier, le coing, les semences de pavot, les racines de mandragore étaient froids au troisième degré ; la feuille de ciguë, le fruit de la stramoine, l'opium en larmes l'étaient au quatrième degré.

Parmi les remèdes humides, la feuille de buglosse, la fleur de mauve, le fruit du jujubier ou de l'amandier, la semence de mauve ou de sésame, la racine de mauve ou de réglisse, l'étaient au premier degré ; la feuille d'arroche, les fleurs de nénuphar, le melon, l'étaient au second degré ; la feuille du fenouil, les fleurs du mélilot, la châtaigne, au troisième.

Les remèdes secs, comme l'orge, les racines de bryone, l'encens l'étaient au premier degré ; les feuilles de bétoine, les fleurs d'anémone, la noix de muscade, la racine de chicorée, le bois de santal, l'opoponax, au second degré ; l'alun, les fleurs de germandrée, le poivre, la semence d'aneth, la racine de persil, l'aloès, secs au troisième degré ; enfin, le sandaraque, le cresson de fontaine, l'ail, l'étaient au quatrième degré.

Pour les remèdes chauds, on retrouvait les mêmes qualités à des degrés différents pour le poivre notamment chaud au quatrième degré et sec au troisième, pour l'amande douce chaude et humide au premier degré.

Cela permettait d'effectuer de subtiles préparations ou les composants se potentialisaient ou se neutralisaient, s'exaltaient ou s'atténuaient, agissant à différents niveaux du *tempérament* du malade et de la maladie.

L'objectif, c'était l'évacuation des humeurs nocives. Trois mécanismes y pourvoyaient. L'évacuation proprement dite : vomissement, lavement, purgation, saignée et sudation ; la révulsion qui attirait les humeurs malades loin de l'organe ou de la région affectée : c'était notamment le rôle de la saignée pratiquée du côté opposé au siège de la maladie ; la dérivation enfin qui s'effectuait par des voies d'évacuation comme les narines ou les voies lacrymales. Elle se faisait *ni par un mouvement de la nature ni par un mouvement de l'art, mais seulement par une impétuosité d'humeur*.

Fracastor précisait bien que les remèdes qui étouffaient et tuaient les germes étaient soit très chauds, soit très froids. Il combattait l'acrimonie des germes par les remèdes froids, et leur viscosité, par les remèdes secs comme les poudres ou les farines.

Ainsi, dans le typhus, il administrait le bol d'Arménie, astringent (qui avait la propriété de provoquer une rétraction au niveau des parties qu'il touchait et de ralentir ou d'arrêter les évacuations), dessicatif (qui desséchait les ulcères en absorbant le pus ou en arrêtant sa sécrétion) et froid, qui résistait à la putréfaction et aux poisons. La tormentille, le scordium, le musc, la myrrhe, le cèdre, l'aoès, l'ambre, l'émeraude, la corne de licorne, l'os du cœur du cerf faisaient partie de ses prescriptions communes à la peste ou au charbon.

L'heptaphyllon (Tormentille) était utilisé universellement dans toutes les infections conjointement aux résines qui abstergent, dessèchent, donnent de la consistance à la matière : térébenthine, résine. Les sirops de fumeterre, pimpinelle, rosat parfois additionné d'agaric, étaient conseillés : ils étaient tous quatre de *tempérament* chaud et sec.

Dans la typhoïde (on parlait alors de fièvre pestilente), la squine, le gaïac, d'une part, la casse, la rhubarbe, la cuscute, le nénuphar, la chicorée, d'autre part, agissaient par leurs vertus sudorifiques et purgatives. Il pouvait prescrire la thériaque et le bol d'Arménie à titre préventif.

Pour les charbons et les bubons pesteux, il recourait à l'Alléluia qui s'opposait à la contagion, au bol d'Arménie, à la corne de licorne, au citron, au diascordium, au mithridate, alexitères renommés. La peste était traitée par trois médicaments froids et secs : l'Alléluia, le citron et le diascordium. On pouvait utiliser aussi le dictame, la manne, le soufre, les poudres de pierres précieuses, tout particulièrement d'émeraude…

La rage exigeait avant tout qu'on brulât la plaie occasionnée par la bête enragée. On pouvait appliquer une sangsue. Pour un contage plus ancien, Fracastor recommandait un emplâtre de galbanum, orchis, opoponax, gentiane et soufre. Une plante particulière était le spécifique de cette maladie : l'alyssa…

La phtisie était traitée par la bétoine, la cuscute, le lin, la pulmonaire, le nénuphar, le lin, le storax, le soufre et les vapeurs de sandaraque (As), tous de *tempérament* sec, la plupart chauds à l'exception du nénuphar, rafraîchissant (qui diminuait la température du corps).

Le traitement de la syphilis alignait les sudorifiques comme le gaïac, le houblon, le genièvre, la squine, la pimpinelle, le soufre, l'antimoine (sauf pour Fracastor), et le mercure.

Fracastor traitait l'éléphantiasis, la lèpre, par la confection de Hamech, le genièvre, le tamarin, la vipère et l'émeraude. Il pensait que la lèpre pouvait être traitée par la saignée, au tout début. Par la suite, il prescrivait les incisifs (qui divisaient les humeurs épaissies) comme le thym, la sarriette, la fumeterre, la saponaire. Puis, il purgeait avec coloquinte, ellébore ou séné. Les lésions cutanées étaient soumises à des applications de nitre et de soufre, d'encens, de mercure. Le vin de vipère, de salamandre ou de merlus, le trèfle, l'asphaltite, la sydéritis, le jonc odorant, la raclure d'ivoire complétaient cet arsenal thérapeutique.

Parmi les cent soixante quinze remèdes employés par Fracastor pour combattre les fièvres pestilentes, la fièvre lenticulaire, le charbon et la peste bubonique, la rage, la phtisie, la variole et la rougeole, la vérole et l'éléphantiasis, on notera la prédominance des médicaments chauds et secs, connus pour la rapidité de leur action, point commun avec le traitement des morsures de serpent, l'auteur des *Trois livres* accréditant sans le vouloir les conceptions de Fernel sur l'analogie entre maladies contagieuses et empoisonnement. Prémonition de l'activité des toxines microbiennes dans le processus infectieux ?

Conclusion

Le néoplatonisme avait conçu la théorie de la gradation pour expliquer l'architecture de l'univers : le cosmos, depuis les formes les plus élaborées d'intelligence (Dieu) jusqu'à la matière inanimée, était organisé selon une hiérarchie dont les différents niveaux correspondaient réciproquement entre eux. Le déchiffrement de cet édifice n'était possible que par des spéculations philosophiques ou métaphysiques. En se détachant de ces supputations conceptuelles tout en conservant le décor de leur pantomime (le système humoral), Fracastor effectuait une synthèse exceptionnelle entre la pensée rationnelle et la pensée humaniste, et ouvrait la porte au progrès scientifique[184].

Il écrivait : *Les qualités sont ou matérielles comme le chaud, le froid, l'humide, le sec, la lumière, l'odeur, la saveur, le son-ou spirituelles ; celles-là sont la représentation et les images des qualités matérielles*[185]. Soit elles portent le même nom, soit un nom différent, comme la clarté et la lumière. Parfois, elles ne sont pas dénommées. Néanmoins, leur existence est attestée par les sens et l'intellect. Le pouvoir des qualités matérielles est considérable : il est originel, il engendre et modifie tout. Il est vraisemblable que ce pouvoir détermine les mouvements des animaux, l'attraction et la répulsion. Les propriétés occultes relèvent des conjectures, car… *ce qui est spirituel ne peut durer que le temps de la présence du foyer matériel de production, à moins que ce ne soit dans l'intellect*[186].

Fracastor affirmait que la matière recélait la vie. A sa manière, il faisait sienne la théorie matérialiste de Démocrite, d'Epicure et de Lucrèce, doctrine selon laquelle la vie est

---

[184] Buck A., *La contribution humaniste à la formation de l'esprit scientifique*, VIIIème Congrès international de Tours, Sciences de la Renaissance, Paris, 1973, 47-48.

[185] Fracastor, *Les trois livres,* 24.

[186] Fracastor, *Les trois livres*, 27.

matérielle. Il transposait la substantialité des atomes de Lucrèce (-99/-55) à des particules minuscules différentes les unes des autres tant dans leur nature que dans leur mode d'action, analogues aux messages physiques qui permettaient aux hommes de communiquer entre eux par le truchement de leurs organes sensoriels, mais cette fois avec une finalité de nuisance évidente et spécifique. Cette démarche était aux antipodes de celles admises universellement depuis l'Antiquité et développées par Fernel (1497-1558) et Marsile Ficin (1433-1499) qui a été crédité à tort d'une conception proche de celle de Fracastor concernant les semences dont la nature était l'inépuisable pourvoyeuse. Cette semence qui déterminait la forme matérielle de chaque chose était bien éloignée des prosaïques vecteurs de maladies imaginés par Fracastor : les *semina* de l'auteur des *Trois livres* sont charnelles, celles de Ficin, incorporelles. Autrement dit, platoniciennes, les semences ne tardant pas à devenir des raisons séminales, ce qui nous rapproche plus de la génération spontanée que des théories pastoriennes ! Fernel devait adopter cette interprétation ésotérique et métaphysique de la notion de *semina* dans son *De abditis rerum causis* : *Si je n'admettais pas que ce sont celles de Platon, je les regarderais toutes comme l'explication de cette sentence prophétique : Par le verbe du Seigneur, les cieux ont été créés, et par l'esprit de sa bouche toute leur qualité. En cela sont comprises ces trois choses, le Seigneur, le verbe et l'esprit, grâce auxquelles toute leur vertu a été reçue. C'est certainement celle que Denys l'Aeropagite interprète sous le nom soit de raison, soit de modèle. Nous disons (il dit) que les modèles sont raisons en Dieu*[187]. La source de l'inspiration philosophique de Fracastor était aux antipodes de ce déisme affiché par Fernel et appliqué à la théorie médicale. Dans le *De rerum natura*, écrit vers l'an 50 avant J.-C., Lucrèce (-99/-55) avait composé des vers hostiles à la pensée religieuse de son

[187] *Nisi haec Platonis esse audirem, omnia quasi interpretationem ejus prophetici elogii putarem, Verbo Domini coeli firmati sunt, & spiritu oris ejus omnis virtu eorum. Intria illa comprehenduntur dominus, verbum & spiritum, a quibus conditi sunt coeliomnisque eorum virtus accepta. Quaenam autem haec coelorium virtus ? Ea nimirum quam Dionysius Aeropagita interpretatur nunc rationem, nunc exemplarium nomine. Exemplaria (inquit) esse dicimus rationes in Deo ...* Io. Fernelii ambiani, *de abditi rerum causis libri duo ...*, Francfort, 1577, 40.

temps. Aussi, les premières éditions de l'ouvrage de Lucrèce comportèrent un avertissement précisant que l'ouvrage était destiné à faire connaître les philosophes de l'Antiquité et à se délecter d'un texte écrit dans un latin admirable, nonobstant l'impiété flagrante de l'ouvrage[188]. Il est vrai que *Lucretius Titus Carus* vivait à une époque de guerre civile, de chute de la république romaine, ce qui ne devait guère le porter à l'optimisme ni à l'indulgence envers les égarements et les niaiseries de ses contemporains : *Les dieux en effet par le privilège de leur nature doivent jouir d'une durée immortelle dans une souveraine paix... sans aucun besoin de nous, insensibles à nos services... Quand on voyait ramper abjectement à terre l'homme accablé du faix d'une religion… montrant du haut du ciel un visage horrifique dont l'aspect menaçant terrifiait les mortels... Ainsi c'est notre tour, égaux des cieux par lui, de terrasser et piétiner la religion*[189]*... Les autres phénomènes que les mortels voient s'accomplir ici-bas et au ciel en tenant leurs âmes suspendues par l'effroi, les humilient sous la crainte des dieux, les abaissent et les courbent contre la terre : c'est que l'ignorance des causes les oblige à faire hommage de l'effet à l'autorité divine, reine du monde ; et tout ce qui leur dérobe ces causes, ils le mettent sur le compte d'une puissance surnaturelle*[190]*... La piété, ne consiste pas à se montrer à tout instant le front voilé devant une pierre, à s'approcher de tous les autels, à prosterner son corps sur le sol la paume ouverte en face des statues divines, ce n'est pas arroser les autels du sang des animaux, ni enchaîner les prières aux prières*[191]. L'athéisme de Lucrèce (-99/-55) s'exprimait ici avec force. Son rejet du fait religieux se manifestait sans ambiguité dans ce vers : *Tantum religio potuit suadere malorum !* [192] (Combien la religion a-t-elle pu conseiller de crimes). Il justifiait le rejet par les gens éduqués et lucides de ces dieux auxquels personne ne croyait plus, mais devant

---

[188] Chométy Ph., Rossellini Michèle, *Traduire Lucrèce Pour une histoire de la réception française du De rerum natura (XVIe-XVIIIe siècle),* Paris, 2017, 22-23.

[189] Lucrèce, *De rerum natura*, M. Nisard, Paris, 1843, livre **I**, *2*, vers 56-63, 62-63, 78-79.

[190] Lucrèce, *Ibid.*, livre **VI,** *119*, vers 49-56.

[191] Lucrèce, *Ibid.*, livre **V**, *112*, vers 1198-1202.

[192] Lucrèce, *Ibid.*, livre **I**, *3*, vers 102.

lesquels la foule stupide se prosternait encore. Son intention n'était pas de proclamer une vérité scientifique, mais de rassurer l'homme en fournissant une explication rationnelle aux phénomènes qui se manifestaient dans l'univers. Un peu de ce matérialisme se retrouve dans l'œuvre de Fracastor qui avait certainement médité sur cette pensée du poète romain : *Si de rien pouvait se former quelque chose, de tout corps indifféremment pourraient naître toutes les espèces ; à aucune il ne faudrait de semence*[193]. Il était peu question de Dieu dans les *Trois livres*[194] et c'est essentiellement dans la préface que Fracastor mettait les points sur les i : *Parmi les causes des choses, les unes sont générales et très éloignées, quelques unes plus proches et plus particulières, et enfin d'autres très prochaines et propres. Atteindre les propres et les très prochaines dans les cas difficiles et obscurs, c'est affaire à Dieu ou tout au moins affaire divine. S'en tenir aux générales est d'un esprit paresseux et grossier ; mais rechercher les moyennes et s'efforcer d'atteindre les propres (autant que cela est permis à l'homme) est le fait du philosophe.* On comprend que les causes occultes des maladies invoquées par Fernel fussent aussi étrangères aux *séminaires fracastoriens* que les causes premières le sont aux causes réelles et la métaphysique à l'esprit scientifique.

Néanmoins Fracastor, pour le traitement de la syphilis notamment, ne se différenciait pas de ses collègues et se pliait aux exigences de la théorie humorale : tout le monde était d'accord sur la nécessité d'évacuer la matière pituiteuse par la salive, la diarrhée, les vomissements, la diurèse, la transpiration, nonobstant les autres constituants du corps, bilieux, mélancoliques, sanguins spécifiques à chaque individu. Il puisait donc sans trop de réticences dans la surabondante panoplie pharmacologique de l'époque. Ainsi Joseph Duchesne (1544-1609) désignait sous le nom collectif d'*hydrotiques*[195] les médicaments dont le chef de file était le gaïac. L'ensemble du corps médical de l'époque était unanime pour appliquer ces

---

[193] Lucrèce, *Ibid.*, livre I, vers 160-163.
[194] Fracastor, *De contagione*, XX-XXI.
[195] Duchesne Joseph, *La pharmacopée des dogmatiques*, Paris, 1629, 143.

trois méthodes de traiter la vérole : le gaïac, les frictions et les fumigations mercurielles [196]. Néanmoins, l'administration per os se répandait de plus en plus.

Seule note discordante dans ce concert unanime, Jean François Fernel (1496-1558), qui, tout comme Giovanni Baptista Da Monte (1498-1551), récusait formellement le traitement mercuriel et lui préférait le gaïac. Il était vrai que Fernel établissait une similitude entre les maladies qui provenaient du seul contact, comme l'hydrophobie, le mal vénérien et celles communiquées par des bêtes venimeuses. Seules ces affections étaient reconnues par lui comme contagieuses. Ici encore Fracastor se distinguait de son collègue parisien : certes, il admettait que certains poisons puissent évoquer la contagion par les symptômes qu'ils provoquaient et leur mode d'action qui altérait les êtres vivants, se dissimulant sournoisement dans leur organisme et finissant par les tuer dès qu'ils atteignaient le cœur. Mais ces corps possédaient des qualités bien différentes de celles des germes : qualités spirituelles pour les venins de serpent, qualités matérielles pour des substances tantôt chaudes comme l'orpiment ou les cantharides, tantôt froides comme l'opium ou la jusquiame. Néanmoins, en aucune façon ils ne provoquaient de putréfaction et n'engendraient de germes. Jamais on avait vu la victime d'un empoisonnement contaminer son entourage. Cependant, cette similitude justifiait l'usage de médicaments identiques pour traiter les affections vénéneuses ou la vérole et d'autres affections contagieuses. La plupart des remèdes trouvés dans l'arsenal thérapeutique de Fracastor possédaient ce pouvoir de combattre les poisons, ceux des serpents tout particulièrement. Ces substances avaient en commun d'être chaudes et sèches à divers degrés : bdellium, bétoine, calament, cyprès, fenouil, genièvre, gentiane, hysope, iris, scordium, staphysaigre, verveine !

Fracastor ne mentionnait pas le légendaire emplâtre de Vigo, très apprécié de Maître Ambroise Paré. Il est vrai qu'il concurrençait sa propre recette. Ces deux préparations

---

[196] Héry, Thierry de, *La méthode curatoire de la maladie vénérienne vulgairement appelée grosse vairolle…*, Paris, 1569, 28, 67.

officinales, non moins pittoresques, survivront dans les pharmacopées européennes jusqu'au vingtième siècle. Paré nous en donnait la composition : le mercure était mêlé à des grenouilles vivantes, à des vers de terre. On complétait cette mixture avec des racines d'hièble et d'aunée, des feuilles de matricaires, des fleurs de jonc odorant et de stoechas arabique, du vin austère, de la litharge d'or, de la graisse de porc et de veau, de l'huile de camomille, d'aneth, de lis, de spica, de la cire jaune, de la poudre d'oliban, de l'euphorbe, du safran, de la graisse de vipère, de la térébenthine et du storax liquide (baume tiré du *Styrax off. L.*). Cette extraordinaire accumulation de substances hétéroclites provoquait évidemment des irritations cutanées[197]. Jean de Renou (1568-1620) tenait des propos acerbes sur l'inventeur dudit cataplasme, Jean de Vigo (1450 ?-1525) qui avait donné la formule de l'emplâtre hydrargirique qui portait son nom dans sa *Practica in arte chirurgica copiosa* (Pratique complète de l'art chirurgical), imprimée pour la première fois à Pavie en 1514. Renou écrivait : *Jean de Vigo, Italien de nation voulant obliger tous les Italiens, & procurer son propre bien, (parce que peut estre le chien de Naples –* autrement dit, la syphilis- *l'avoit mordu aussi bien que les autres) composa ceste emplâtre pour la maladie de Naples, qu'il appelle impertinemment mal François*[198].

Théophraste Paracelse (1493-1541), avait écrit un traité sur le gaïac en 1529 : non seulement il dénonçait l'inefficacité du bois saint, mais encore il stigmatisait les profits scandaleux que certains tiraient de son commerce et tout particulièrement la famille Fueger, banquiers importateurs et distributeurs de ce produit. Le créateur de la médecine spagirique utilisait le mercure, tant pour la syphilis dont il situait l'apparition à Naples sous l'influence de Venus, que pour la blennorragie, pour lui de même nature. Il avait toutefois identifié la syphilis héréditaire.

A propos de l'étiologie de la syphilis, Fracastor écrivait : *Mais parmi les maladies de toute la substance, les unes*

---

[197] Paré A., *Œuvres complètes d'Ambroise Paré*... par J.-F. Malgaigne, Paris, 1841, **3**, 571.

[198] Renou 1637, *Ibid.*, 754.

procèdent d'une intempérie manifeste ; de ce genre sont toutes les fièvres putrides et les affections des autres parties qui tirent leur origine de la pourriture ; les autres procèdent de causes plus occultes. Voyons auquel de ces genres appartient le Mal vénérien. La maladie qui provient de l'intempérie n'est pas douteuse et c'est ou une pourriture ou un produit de pourriture, ce qui ne peut s'appliquer au Mal vénérien. Reste donc à le considérer comme tirant son origine d'une cause plus difficile à connaître. Or nous appelons ici maladies occultes celles qui proviennent non d'un désordre du tempérament ni de la simple pourriture, mais d'une cause plus cachée qui affecte primitivement et par elle-même toute la substance du corps. Dans ce genre de causes sont comprises toutes les maladies pestilentielles...[199]

Les fièvres pestilentes très ardentes bénéficiaient d'une eau prescrite par Joseph Duchesne (1544-1609) et qui associait des racines de tormentille, de buglosse, de scorzonère[200], d'oseille à de la thériaque, à du suc de citron, d'ulmaria[201], de chardon bénit et de petite centaurée, le tout additionné de diamargiton et d'extrait de scordium. On administrait cette potion et l'on faisait transpirer le malade en le couvrant plus que d'habitude. A ce propos, le diamargiton seul, *diamargaritum frigidum*[202], était conseillé pour renforcer le cœur et la faculté vitale dans ces fièvres souvent mortelles[203].

Et la rage ? On a vu que l'auteur des *Trois livres* cautérisait la morsure ou appliquait une sangsue pour sucer le virus, application suivie d'une cautérisation avec l'or, l'argent ou le fer incandescents. On pouvait utiliser également les caustiques. Si le *contage était ancien,* il fallait appliquer des emplâtres de galbanum, orchis, opoponax, gentiane, soufre. Sans oublier la plante spécifique de la rage : l'alysson. Maître Ambroise recommandait l'antimoine qui provoquait *la sueur, flux de*

---

[199] Fernel Jean, *Le meilleur traitement du mal vénérien, 1579,* traduction, préface et notes par L. Le Pileur, Paris, 1879, 7-9.

[200] Racine *Scorzonera Hispanica* L. qui avait la réputation de guérir les morsures de vipère et de protéger de la peste.

[201] Reine des prés, sudorifique, astringente et cicatrisante.

[202] Le diamargiton était composé de perles broyées, de pourpier, de pavot blanc, de santal, d'aloès, de gingembre, de lotus, de bourrache, de myrtille et de corail blanc.

[203] Duchesne, *Ibid.*, 42, 94.

ventre et vomissements[204] à l'exclusion des purgatifs doux et de la saignée. Le malade restait au chaud, dans une chambre parfumée, son alimentation était riche en épices, en ail, oignon, poireau. On lui administrait un julep (Le julep était un sirop de sucre léger, employé immédiatement après sa confection) composé de vin de grenade, d'eau de petite oseille et d'eau de rose.

Au nombre des autres maladies que nous qualifions aujourd'hui d'infectieuses, la tuberculose et son traitement ne départageaient pas les médecins de l'époque.

Paracelse (1493-1541) attribuait la phtisie au déséquilibre entre le feu et les trois autres humeurs qu'il consumait et qui étaient beaucoup trop affaiblies pour le circonscrire : c'était donc une affection sèche dont la siccité faisait dépérir l'organisme. Sa cause, d'origine céleste, déterminait une production excavée par le soleil du microcosme qui consommait toute l'humidité du corps. Pour combattre ce phénomène, il fallait prescrire des médicaments *humidifiants* comme le corail, le camphre, la semence de laitue en électuaires ou bien de la graisse de mulot, de la moelle de bœuf, du vin rouge en onguent. Quant aux écrouelles, elles étaient dues à un nitre excrémenteux et corrompu qui tuméfiait les glandes.

Pour Fernel (1506-1558) les médicaments spécifiques de la phtisie étaient le poumon de renard séché, la scabieuse, la pimprenelle, le pas d'âne (tussilage), la grande consoude. Il prescrivait également aux tabides (tuberculeux consumés par le marasme, arrivés au stade terminal de la maladie) des trochisques de terre sigillée, du sirop de consoude. Il utilisait un sirop qui ne comprenait pas moins de quinze composants : jujube, sebeste, figues sèches, raisin épépiné, polypode de chêne, semence de carthame, racine d'enula campana, capillaire blanc, hysope, prassium, origan, sarriette, semence de guimauve et de seseli, sucre.

Baillou (1538-1616) affirmait, en conformité avec la théorie régnante, que les phtisiques pouvaient bénéficier de frictions thoraciques, car : *Elles favorisent la transpiration qui déterge les poumons. Or la diaphorèse tient le premier rang dans les*

[204] Paré, *Ibid.*, 3, 312.

remèdes propres à chasser les maladies. Si le malade est d'un sang âcre, et corrosif, c'est une excellente chose que ces frictions. Elles conviennent encore s'il y a crudité (état des substances n'ayant pas subi la coction qui les rendrait assimilables)*, en adoucissant et en procurant une certaine coction* (cuisson des humeurs précédant la guérison)*; de manière qu'alors la pituite qui, en raison de la chaleur et de la sècheresse, adhérait aux membranes, et occasionnait la difficulté de respirer et la douleur, se dissout et est éliminée plus facilement*[205]. Ces quelques lignes résument parfaitement le raisonnement des médecins de l'époque à propos des troubles humoraux et de l'importance fondamentale de l'élimination des humeurs peccantes, par la transpiration notamment. Et ce, y compris pour Fracastor qui utilisait les vertus sudorifiques de l'arum, du dictame, de l'iris, de la pulmonaire, de l'électuaire diascordium inventé par ses soins, du mercure et de la thériaque pour obtenir cette catharsis salvatrice. Lorsque les humeurs collectées étaient épaissies, on pouvait prescrire de la térébenthine, de la résine de mélèze ou de larix, des décoctions d'aristoloche, pulmonaire, tussilage, squine, gaïac.

Joseph Duchesne (1544-1609) prescrivait aux phtisiques des dragées associant diairis (poudre aromatique associant iris, sucre candie, poudre adragante, scabieuse et sabot de cheval[206]), diatragacant, poudre de racine de pas d'âne, semence d'ortie, poumon de renard, essence de perle, corail, sucre violat. Ces dragées calmaient la toux invétérée et agissaient également contre l'asthme[207]. En bon iatro-chimiste, l'auteur indiquait le mode de préparation de ce qu'il appelait les *fleurs de soulphre*s par double sublimation[208] du soufre et du colcothar. Il utilisait cette substance mélangée avec de la térébenthine dans le traitement de la phtisie[209]. On découvre avec perplexité que certains remèdes pectoraux (spécifiques des affections du

---

[205] Baillou, Guillaume de, *Epidémies et éphémérides*… traduit du latin… par Prosper Yvaren…, Paris, 1858, 385.

[206] Bauderon, *Ibid.*, 178.

[207] Duchesne, *Ibid.*, 417.

[208] Opération au cours de laquelle un corps solide volatilisé par la chaleur (le calorique) dans un vase clos, le matras à sublimation, se dépose à la partie supérieure de ce récipient au niveau de laquelle on peut la recueillir.

[209] Duchesne, *Ibid.*, 538.

poumon) étaient dédiés aux malades selon leur appartenance sociale : ainsi en était-il du *Grand Antidote pectoral dédié aux riches* et de son homologue, le *Petit antidote pectoral pour les gens de basse condition* ou bien encore du *Grand Antidote cordial pour les riches* et *du Petit Antidote pour les pauvres*[210]. La présence ou l'absence de poudres de rubis, d'hyacinthe, de bézoard ou de corne de licorne justifiait cette discrimination, sans doute plus profitable à l'apothicaire qu'au malade. La dispendieuse *mumie*[211] mêlée avec la conserve d'aunée et de violette, se donnait également contre cette maladie.

Nicolas Abraham de la Framboisière (1560-1636) recommandait de déterger et d'assécher jusqu'à disparition des sanies. Il fallait combattre la cacochymie par les purgatifs et le catarrhe par évacuatifs, révulsifs (qui détournait une humeur ou le principe d'une maladie vers une partie plus ou moins éloignée), roboratifs. Le lait était recommandé, surtout celui d'ânesse ou de chèvre qui, détersif (qui nettoyait plaies et ulcères), combattait le pus, conglutinatif cicatrisait l'ulcère et, enfin, nutritif, *remet le corps amaigry en son embon-poinct*[212]. Il faut bien comprendre que, faute de connaître et de définir avec précision ce qu'était la maladie, les médecins avaient pour seul objectif la guérison de leur patient et ne lésinaient point sur l'utilisation d'un arsenal thérapeutique d'autant plus pléthorique qu'il était d'une efficacité totalement inexistante. La contingence régnait alors en souveraine absolue.

La plus grande variété de médications existait également pour la peste. Joseph Duchesne (1544-1609) proposait son *Eau pour guarir la peste & pour s'en préserver.* Elle était composée de bois d'aloès, de racines de gariophyllus. Il suggérait aussi une formule de Claretum (vin sucré aromatisé par imprégnation) préservant, notamment, de la peste, et ainsi composé : Vin blanc, girofle, muscade, macis, gingembre, cardamome, coriandre, fenouil, dictame, fleur de romarin… mais le remède miracle contre la peste, *parquoy le venin sera*

[210] Duchesne, *Ibid.*, 454.

[211] La véritable *mumie*, employée par les médecins de l'Antiquité, était de la graisse humaine, recueillie sur les cadavres momifiés et riche en aloès, encens, myrrhe, bitume, gommes, ingrédients utilisées par les embaumeurs pour éviter la putréfaction.

[212] Framboisière Nicolas Abraham de la, *Les œuvres…*, Paris, 1613, 541.

chassé du centre vers la circonférence, & le remède paroistra admirable, c'étaient les *pilules d'Euphorbes contre la peste, inventées par Du Chesne* : euphorbe, noix vomique, safran, extrait de racines d'angélique et de tormentille, thériaque, confection d'alkermès et d'hyacinthe, terre sigillée et corail[213]. Ambroise Paré (1509-1590) vantait les pouvoirs préventifs de la thériaque et du mithridate, compositions complexes et alexitères qui, selon la croyance du temps, agissaient contre le venin *qui n'est ni froid, ni chaud, ni sec, ni humide, mais comme ayant une propriété occulte.* La vertu échauffante (substance médicamenteuse qui excitait l'action organique, accélérait la circulation et augmentait la chaleur animale) de ces préparations devait être tempérée par des médicaments froids comme le camphre, le citron, le nénuphar, l'oseille. Paré prescrivait également le bol d'Arménie, qui était alexitère, l'antimoine, vomitif et purgatif, qui provoquait d'abondantes évacuations que Fracastor, on l'a vu, n'utilisait pas. Il fallait mettre le malade dans une chambre chaude où l'on faisait brûler des substances aromatiques. On pouvait administrer des potions de gaïac ou de squine, appliquer des épithèmes [214]sur le foie et le cœur, pratiquer des fomentations. Ici encore pour Paré, comme pour Baillou, il fallait faire transpirer le malade, *car la sueur en tel cas est une des vrayes purgations des humeurs qui causent la peste et les fièvres putrides, soient chaudes ou froides*[215]. Le chirurgien faisait de profondes scarifications qu'il nettoyait avec de l'eau salée, du vinaigre, de l'eau de vie dans lesquels on dissolvait de la thériaque ou du mithridate. En cas de menace de gangrène, on pouvait utiliser la cautérisation. Pour hâter la chute d'escarre, on appliquait du beurre frais, de l'huile rosat avec du jaune d'œuf. Pour déterger, on usait de l'onguent égyptiaque. La saignée locale se faisait aux artères temporales. On voit ici la patte du chirurgien, beaucoup plus radicale que celle du médecin.

---

[213] Duchesne, *Ibid.*, 349.

[214] Médicament topique ni emplâtre, ni onguent, liquide ou sec. S'il est chaud, on parle de fomentation. Les épithèmes secs sont des poudres ensachées.

[215] Paré A., *Œuvres complètes d'Ambroise Paré...* par J.-F. Malgaigne, Paris, 1841, **3**, 406-407, 431-433.

Dans la rougeole, Paré, quant à lui, récusait les purgatifs et la saignée. En revanche, il recommandait le bouillon de mauve, violette ou bourrache, le jus de raisins et de pruneaux. Il se ralliait à son illustre collègue Baillou, en conseillant les figues, le millet, la semence de citron, de fenouil, de persil et la racine de réglisse qui feraient transpirer le malade, bien que Baillou se contentât de prescrire le plus souvent des cathartiques (laxatifs moyennement actif, moins que les drastiques et plus que les purgatifs).

Pour la lèpre, Joseph Duchesne (1544-1609) prescrivait, comme dans la syphilis, ses *pilules tartarées mélanogogues*[216]. Paré (1509-1590) proposait de castrer ces malades, suivant la théorie de Valescus de Tarente (1382-1417) qui justifiait cette mutilation en arguant que la féminisation qui s'ensuivait rendait le malade réfractaire à l'éléphantiasis, car il acquérait une complexion humide et froide contraire à celle de la maladie, sèche et chaude. Sinon, les autres thérapeutiques étaient illusoires comme donner des serpents à boire et à manger, appliquer des ventouses, pratiquer les saignées[217].

Paracelse (1493-1541), fidèle à un anticonformisme fortement influencé par l'ésotérisme, distinguait arbitrairement quatre espèces de lèpres qui pouvaient se combiner entre elles (lèpres mixtes, lèpres composées) ou toutes ensemble (lèpre universelle) : c'était donc une putréfaction du corps qui concernait les quatre éléments. Trois signes la caractérisaient : la *zéphène* ou déformation asymétrique des téguments ; les *acuitez* ou amincissements des extrémités et enfin la *couleur lazurée*, purpurine. Il existait deux autres catégories de lèpre : la blanche, qui s'accompagnait de raucité de la voix ; la rouge, qui s'accompagnait d'ulcères, de gale, de prurit cutané. On la traitait par la teinture d'or potable. Toutes les lèpres justifiaient l'emploi thérapeutique des perles, des coraux, du genièvre, de la chicorée, de la valériane et de l'antimoine invalidé par Jérôme Fracastor bien qu'il s'inscrivît dans la tradition humorale de son époque. Et comment aurait-il été possible qu'il en fût

---

[216] Joseph Duchesne, *Ibid.*, 337.

[217] Paré A., *Œuvres complètes d'Ambroise Paré…* par J.-F. Malgaigne, Paris, 1841, **3**, 281.

autrement ? Il suffit de lire quelques lignes de son *De diebus criticis libellus*[218] pour comprendre qu'il avait conservé le décor et la figuration représentés et interprétés par les humeurs, veritable machinerie théâtrale, et seulement changé les acteurs en introduisant dans la distribution les semences de la contagion en vedettes américaines, tout en modifiant l'intrigue ! Il n'y était question que de la détérioration de la masse du sang par l'altération des humeurs, que de contagion et d'infection provoquant putréfaction, liquéfaction, obstruction, sources de la maladie. Il admettait, sans barguigner, la croyance en la valeur prédictive des chiffres, ce qui traduisait vraisemblablement une influence égyptienne, chaldéenne et phénicienne transmise par Pythagore (-580/-500) qui investissait les chiffres d'un pouvoir et d'un symbolisme magique. Le sexe des nombres déterminait leur propriété : les nombres impairs ou mâles étaient plus puissants que les nombres pairs et femelles. Le nombre sept, le plus parfait, exerçait un pouvoir sans partage sur les autres, car constitué des nombres trois et quatre, tous deux les plus parfaits dans leur catégorie. On pensait que dans une existence humaine les années les plus dangereuses étaient la soixante troisième et la quatre vingt unième car dans la première le nombre sept se trouvait répété neuf fois et dans la seconde le nombre neuf, neuf fois. Ainsi Fracastor pensait-il que chaque humeur avait son mouvement particulier et que les particularités de chaque mouvement déterminaient les symptômes des maladies de chaque humeur : ainsi la bile noire ou *mélancholie* qui se mouvait tous les quatre jours donnait lieu à des quaternaires critiques.

La croyance de Fracastor en l'influence des conjonctions astrales était indéniable, mais il la ramenait à une action matérielle des planètes sur l'environnement terrestre : il parlait de vapeurs engendrées par des conjonctions planétaires exceptionnelles qui déterminaient une putréfaction sordide elles mêmes pourvoyeuses de germes. Mais, ce qui fait la séduction de l'auteur du poème sur la Syphilis, c'est son esprit raisonnable qui s'efforça de se libérer des préjugés et des

[218] Fracastor, *De diebus criticis libellus*... Venise, Alde, 1735 in Alpinus Prosper, *De praesigienda vita et morte...*, Cap. VII, 11.

croyances de son temps. Son mérite, c'est d'avoir mis en évidence la relation entre la diffusion des épidémies à travers la propagation par les personnes infectées d'une part, et les facteurs favorisants comme la misère, la famine et la guerre. Il était hors de question qu'il ait pu découvrir la bactérie responsable des maladies infectieuses auxquelles il s'intéressait. Il est indéniable qu'il eut l'intuition étonnante et la prescience clairvoyante de la cause organique des grandes épidémies et de leur mode de transmission.

Que penser de l'échec flagrant de la théorie fracastorienne dans le monde médical ? En premier lieu, il semblait résulter de l'attachement obstiné des médecins aux enseignements de Galien. Cet entêtement était tellement enraciné que les découvertes, les recherches et les propositions de praticiens comme Ollivier, Bretonneau, Hameau ou Semmelweis ne susciteront aucun écho, ne modifieront en rien le comportement de leurs collègues vis-à-vis des maladies contagieuses. Rappelons que ces quatre praticiens vivaient au XIXème siècle, époque où les progrès en chimie et en physique avaient effectué un prodigieux bond en avant, la médecine restant à la traîne. Combien d'autres passeront à deux doigts de la vérité comme de Joannes ou la dévoileront comme Snow sans ébranler l'édifice des préjugés ! En second lieu, il procède de la séduction exercée par la génération spontanée, d'abord parce qu'on y voyait la main de Dieu, ensuite parce qu'elle privilégiait la reconnaissance de tradition et de spéculations philosophiques, enfin parce qu'elle entérinait le principe d'autorité et que des expériences baclées, effectuées par d'éminents ignorants, apportaient de fallacieux arguments en sa faveur. En ces temps, on croyait beaucoup à l'escrime des mots. Qu'on se souvienne des conclusions de Needham, ridiculisé par Voltaire. Heureusement un personnage incontournable, contemporain de l'ermite de Ferney, rachète les bêtises accréditées par les contemporains, dont le moindre ne fut pas Marat (1743-1793) et ses expériences extravagantes sur le feu et la lumière. Antoine Laurent Lavoisier (1743-1794), bien qu'il fût étranger à l'aventure fracastorienne, représentait le chaînon manquant qui priva les idées de Fracastor de toute concrétisation : une chimie libérée de ses racines arabes et alchimiques. Ce grand scientifique, qui s'aventura sur le terrain des sciences expérimentales, utilisa son outil privilégié : la balance. On se souvient de sa fameuse expérience sur les fermentations[219]. Il disposa sur le plateau de sa balance un vase plein d'eau additionnée d'une quantité précise de sucre, solution dans laquelle il introduisit de la levure de bière. De la perte de poids subie par le vase à la suite de la fermentation, il déduisit la quantité de gaz carbonique dégagée pendant l'essai. Ensuite, par distillation, il sépara l'alcool et découvrit, en le pesant, que la somme des poids de l'alcool et de l'acide carbonique donnait à peu près celui du sucre primitif. Dès lors, il orientait le monde savant vers une interprétation innovante des phénomènes de fermentations qui avaient tellement intrigué Fracastor. Jamais plus on ne jetterait le même regard sur les phénomènes qui faisaient lever le pain et fermenter le moût. Bien que ses calculs fussent inexacts et qu'il négligeât l'acteur central de l'expérience : la levure, il ouvrait la voie aux futures recherches des chimistes et pratiquait une brèche dans l'édifice aristotélicien des sciences de la vie. Il est vrai que cet ennemi invisible, la bactérie, fut affublée au fil du temps des noms les plus étranges : semences de contagion, ferments morbifiques ou maladifs, corpuscules contagieux ou délétères, petits éléments malfaisants, miasmes, miasmes maladifs, animalcules, minuscules animaux ailés, matière morbide, virus, venins, levains, ferments, effluves, septon, âcre délétère. Ce fut Pasteur qui se chargeat de définir le rôle essentiel de ces semences évoquées par Lucrèce, Fracastor et leurs émules, ce fut lui qui eut le génie et la volonté d'aller *De la nature des choses à la nature des germes.* Pasteur, qui, pour avoir affronté le conservatisme des médecins, savait de quoi il parlait quand il écrivait, à la suite des controverses sur la vaccination anti-rabique : *Ah qu'on a de la peine à faire triompher la vérité. Ce n'est pas un mal, c'est un stimulant ; seulement, ce qui est pénible, c'est la mauvaise foi. Comment n'est-on pas frappé des résultats ? Les statistiques ne sont-elles pas là ? De 1880 à*

[219] Sans jamais utiliser le mot de fermentation, Fracastor en décrivait néanmoins le phénomène quand il parlait de la transformation du vin en vinaigre comme s'il avait été *touché par quelque contagion.* Fracastor, *Les trois livres*, 46.

1885, n'a-t-on pas constaté que soixante personnes sont mortes de rage dans les hôpitaux de Paris ? Or, depuis le 1er novembre 1885, depuis que fonctionne à mon laboratoire la méthode préventive, il n'y a eu dans ces hôpitaux que 3 cas de mort ; et, sur ces 3 cas, 2 personnes non inoculées[220]. Sa personnalité et ses compétences scientifiques le mirent à l'abri de l'échec dramatique subi par Semmelweis qui, lui aussi, disposait pourtant de statistiques convaincantes !

Alors, Fracastor, précurseur et novateur ? Semeur de vie ? Matérialiste athée ? Génial épicurien ? Humaniste raffiné ? Il fut un peu tout cela, mais, avant tout, il souhaita, comme ses frères humains, un corps exempt de douleur, une âme heureuse, libre d'inquiétude et de crainte : *Corpore sejunctus dolor absit, mente fruatur jucunda sensu, cura semota metuque*[221], même si ce fut un vœu pieux. Son raisonnement était bon, mais restait du raisonnement. Du moins avait-il rêvé à cette quiétude épicurienne qui permettait de regarder les vérités en face sans trembler et de les affronter avec sérénité.

---

[220] Vallery-Radot, René, *La vie de Pasteur*, Paris, 1900, 642.
[221] Lucrèce, *Ibid.*, livre **II**, *22*, vers 17-19.

Bibliographie

Alexandre (Dom Nicolas), *Dictionnaire botanique et pharmaceutique contenant les principales proprietez des minéraux, des végétaux et des animaux d'usage avec les préparations de pharmacie internes et externes les plus utiles en médecine & en chirugie, le tout tiré des meilleurs auteurs, sur tou des Modernes, ouvrage utile aux jeunes pharmaciens & chirurgiens, aux Hôpitaux, aux Communeautés, & aux personnes charitables qui pansent les Pauvres. Par ***,* Paris, 1748.

Alexandre (Dom Nicolas), *Dictionnaire botanique et pharmaceutique...* Paris, 1759.

Anglada Charles, *Traité de la contagion pour servir à l'histoire des maladies contagieuses et des épidémies,* Paris, 1853.

Alpinus Prosper, *De praesigienda vita et morte aegrotantium libri septem in quibus ars tota hippocratica praedicendi in aegrotis varios morborum eventus,...* Venise, 1785 ; Fracastor, *Hieronymi Fracastorii Veronensis* M.D.V.CI. *De diebus criticis libellus porrojudicari in morbis est, quum morbi augescunt, aut in alium morbum transeunt, aut desinunt. Hippocr. de Affectionibus,* Venise, Alde, 1735.

Bauderon Brice, *La pharmacopée de Bauderon reveüe, et exactement corrigée...* par François Verny... Lyon, 1681.

Bauhin Gaspard, *Histoire des plantes de l'Europe et des plus usitées qui viennent d'Asie, d'Afrique et d'Amérique...,* Lyon, 1706.

Beau J.H.S., *De la contagion dans les maladies, Concours pour une chaire de pathologie médicale... présentée et soutenue en juin 1851*, Paris, 1851.

Boissier de Sauvage F., *Les chefs-d'œuvre de monsieur Sauvage ou recueil de dissertations qui ont remporté le prix dans différentes académies...* Lyon, 1770.

Boissier de Sauvage F., *Nosologie méthodique ou distribution des maladies…*, Lyon, 1772,

Bordeu, *Œuvres complètes*, Paris, 1818.

Bouchut Eugène, *Nouveaux éléments de pathologie générale et de séméiologie*, Paris, 1857.

Boyle Robert, *Nouveau traité... sur la convenance des remèdes spécifiques avec la philosophiques des corpuscules & sur l'usage & les propriétés des médicaments simples.* De la traduction de Mr Rostagny, Lyon, 1689.

Bretonneau Pierre Fidèle, *Traité de la dothinentérie ou de la spécificité*, publié la première fois d'après les manuscrits originaux… par le Dr. Louis Dubreuil-Chambardel… Paris, 1922.

Cagnard de Latour Ch., Mémoire sur la fermentation vineuse présenté à l'Académie des sciences le 12 juin 1837, *Annale de Chimie et de physique*, **68**, 206-222.

Calmette A., *L'infection bacillaire et la tuberculose chez l'homme et les animaux…*, Paris, 1920.

Céline, *Cahiers 3, Semmelweis et autres écrits médicaux*, Paris, 1977.

Charas Moyse, *Pharmacopée royale galénique et chymique*, Lyon, 1753.

Chomel J.B., *Abrégé de l'histoire des plantes usuelles, contenant leurs différens noms latins, français et vulgaires, leur dose, leurs principales compositions en pharmacie, et la manière de s'en servir,* Paris, 1804.

Chomel A.F., *Elémens de pathologie générale,* Paris, 1817.

Chométy Ph., Rossellini Michèle, *Traduire Lucrèce Pour une histoire de la réception française du De rerum natura (XVI*e*-XVIII*e *siècle),* Paris, 2017.

Clerc N.G., *Medicus veri amator ad appolineae artis alumnos,* Moscou, 1764.

Cornil A.V., Babes V., *Les bactéries et leur rôle dans l'étiologie, l'anatomie et l'histologie pathologiques des maladies infectieuses*, Paris, 1890.

Corvisart J.N., *Essai sur les maladies et les lésions organiques du cœur et des gros vaisseaux*, Paris, 1818

Dechambre A, *Dictionnaire encyclopédique des sciences médicales,* Paris, 1864-1889.

Delattre Léon, *Essai sur l'histoire de la saignée,* thèse, Paris, 1886.

De Meuve, *Dictionnaire pharmaceutique ou plûtost apparat medico pharmaco-chymique dans lequel est contenu en francoys...*, Paris, 1678.

Dézeimeris J.E., *Dictionnaire historique de la médecine ancienne et moderne,* Paris, 1828-1839.

Diemerbroeck Isbrandi de, *Tractatus de peste in quatuor libros distinctus Truculentissimi morbi historiam ratione & experientia confirmatam exhibens, Ab auctore emendatus plurimisque in locisadauctus*, Amsterdam, 1665.

Dieulafoy Georges, *De la contagion,* thèse présentée au concours pour l'agrégation… le 29 avril 1872, Paris, 1872.

Dodoens Rembert, *Histoire des plantes, en laquelle est contenue la description entiere des herbes, c'est à dire, leurs Especes, Forme, Noms, Temperament, Vertus et Operations : non seulement de celles qui croissent en ce païs, mais aussi des autres estrangeres qui viennent en usage de Medecine.* Par Rembert Dodoens Medecin de la Ville de Malines. Nouvellement traduite de bas Aleman en François par Charles de l'Escluse, Anvers, 1567.

Dorvault François, *L'officine ou répertoire général de pharmacie pratique,…* troisième édition considérablement augmentée, Paris, Labé, 1850.

Dorvault François L. M., Würtz Frédéric, *L'officine ou répertoire général de pharmacie pratique...* treizième édition entièrement revue et augmentée par Frédéric Würtz, Paris, Asselin & Houzeau, 1893.

Dorvault François L. M., Würtz Frédéric, *L'officine ou répertoire général de pharmacie pratique...* quatorzième édition entièrement revue et augmentée par Frédéric Würtz, Paris, Asselin & Houzeau 1898.

Duchesne Joseph, *La pharmacopée des dogmatiques*, Paris, 1629.

Duchesne Joseph, *Traicté familier de l'exacte préparation spagyrique des médicaments, pris d'entre les minéraux, animaux et végétaux, avec une brève response au livret de Jacques Aubert...* Paris, 1630.

Duclaux E., *Pasteur, Histoire d'un esprit*, Paris, 1896.

Dulieu Louis, La microbiologie à Montpellier avant l'ère pastorienne, *Bulletin de l'Académie Nationale de Médecine*, **174,** N° 3-6, 13, 20, 27 mars 1990, 371-376.
Dulieu Louis, *La médecine à Montpellier, De la première à la troisième république*, tome IV, 2ème partie, Avignon, Octobre 1990.
Dumesnil René, *Histoire illustrée de la médecine*, Paris, 1935.
Eloy Nicolas F.J., *Dictionnaire historique de la médecine ancienne et moderne,* Mons, 1778.
Fernel Jean, *Universa medicina,* Maastricht, 1626.
Fernel Jean, *La Pathologie de Jean Fernel premier médecin de Henri II roy de France ouvrage très utile à ceux qui s'appliquent à la guérison des maladies du corps humain mis en françois par A.D.M. docteur en medicine*, Paris, 1655.
Fernel Jean, *Les sept livres de la thérapeutique…*, Paris, 1655.
Fernel, *Le meilleur traitement du mal vénérien, 1579,…* Le Pileur …Paris, 1879.
Fracastor, *De diebus criticis libellus...,* Venise, Alde, 1735 in Alpinus Prosper, *De praesigienda vita et morte...*
Fracastor, *La syphilis...,* traduction et commentaires d'Alfred Fournier, Paris, 1869.
Fracastor, *Syphilis sive morbus gallicus …* Christine Dussin, Paris, 2009.
Fracastor, *Les trois livres de Jérôme Fracastor sur la contagion, les maladies contagieuses et leur traitement,* traduction et notes par Léon Meunier. Paris, 1891.
Hyeronymi Fracastorii Veronensis *Opera Omnia…* ex tertia editione, Venetiis, apud Juntas, 1584, préface.
Fuchs Leonhart, *L'histoire des plantes mis en commentaire par Leonart Fuschs medecin tresrenomme et nouvellement traduict de Latin en Françoys avec vraye observation de l'auteur, en telle diligence que pourra temoigner cette œuvre presente,* Lion, 1560.
Garrison, Morton, *Morton's medical bibliography, fifth Edition, An annoted Check-list of texts illustrating the history of medicine, edited by Jeremy M. Norman*, Cambridge, 1993.
Gilibert Jean-Emmanuel, *Histoire des plantes d'Europe ou élémens de botanique pratique*, Lyon, 1798.

Grasset J., *L'art de prescrire, étude de thérapeutique générale*, Montpellier, Paris, 1885.
Greenblatt S., *Quattrocento*, Paris, 2011.
Gubler Adolphe, *Commentaires thérapeutiques du codex medicamentarius,* Paris, 1868.
Gubler Adolphe, *Cours de thérapeutique*, Paris, 1880.
Guéneau de Mussy Henri, *Aperçu de la théorie du germe contage. De l'application de cette théorie à l'étiologie de la fièvre typhoïde. Considérations sur les moyens prophylactiques*, Paris, 1877.
Guibourt, *Histoire naturelle des drogues simples…*, Paris, 1869.
Haller, Alb. de, *Histoire des plantes suisses ou matière médicale et de l'usage économique des plantes…* traduit du latin…, Berne, 1791.
Heursel-De Meester V., Delmotte Robert, *Archéologie végétale des simples d'après Dodonée, Matthioli, C. Clusius etc. Plantes identifiées selon les principes de Linnée et autres botanistes modernes...* Ypres, 1912.
Hutten, Ulric de, *Livre... sur la maladie française & sur les propriétés du bois de gaïac*, orné d'un portrait de l'auteur précédé d'une notice historique sur sa vie et ses ouvrages, traduit du latin, accompagné de commentaires…. par le Dr F.-F.-A. Potton, Lyon, 1865.
Hildenbrand J.V. von, *Du typhus contagieux suivi de quelques considérations sur les moyens d'arrêter ou d'éteindre la peste de guerre et autres maladies contagieuses…*, traduit de l'allemand avec un discours préliminaire… par J.-Charles Gasc…, Paris, 1811.
Hippocrate, Littré, *Œuvres complètes*, Paris, 1839-1861.
Hoffmann Friedrich. *La médecine raisonnée de Mr Fr. Hoffmann.* Premier Médecin du Roi de Prusse, Paris, 1739-1743.
James Robert, *Dictionnaire universel de médecine…*, Paris, 1746-1749.
Jourdan A.J.L., *Pharmacopée universelle ou conspectus des pharmacopées…*, Paris, 1828.
Leclerc Henri, *Précis de phytothérapie*, Paris, 1922.

Lémery Nicolas, *Cours de chymie contenant la manière de faire des opérations qui sont en usage dans la médecine,* Paris, 1713.

Lémery Nicolas, *Dictionnaire universel des drogues simples,* Paris, 1760.

Lémery Nicolas, *Pharmacologie universelle contenant toutes les compositions de pharmacie qui sont en usage dans la médecine, tant en France que par toute l'Europe ; leurs vertus, leurs doses, les manières d'opérer les plus simples et les meilleures avec un lexicon pharmaceutique, plusieurs remarques et des raisonnements sur chaque opération...* 5ème édition, Paris, 1763-1764.

Lucrèce, *De la nature des choses*, M. Nisard, Paris, 1843.

Matthiole Pierre André, *Commentaires... sur les six livres de Ped. Dioscoride...*, Lyon, 1579.

Mérat F.V., de Lens A.J.,., *Dictionnaire universel de matière médicale, contenant l'indication, la description et l'emploi de tous les médicaments connus dans les diverses parties du globe,* Paris, 1829-1834.

Mérat F.V., de Lens A.J., *Supplément au dictionnaire universel de matière médicale et de thérapeutique générale...*, Paris, 1846.

Moreau de Jonnes, *Rapport au conseil supérieur de santé sur le choléra-morbus pestilentiel (1831),* Paris, 1831.

Ozanam J.A., *Histoire médicale générale et particulière des maladies épidémiques, contagieuses et épizootiques,* Lyon, 1835.

Paré A., *Œuvres complètes d'Ambroise Paré...* par J.-F. Malgaigne, Paris, 1841.

Panckouke, *Dictionnaire des sciences médicales par une société de médecins...*, Paris, 1812-1822.

Perrot Em., *Matières premières usuelles du règne végétal...*, Paris, 1943-1944.

Pomet Pierre, *Histoire générale des drogues*, Paris, 1735.

Pouteau Cl., *Œuvres posthumes*, Paris, 1783.

Pringle, *Observations sur les maladies des armées dans les camps et les garnisons suivies de mémoires sur les substances septiques et anti-septiques et de la réponse à De*

Haen et à Gaber ; Encyclopédie des sciences médicales, Paris, 1837.

Quincy John, *Pharmacopée universelle raisonnée où l'on trouve les critiques des principales préparations…*, Parsydenhamis, 1749.

Rayer P., *De la morve et du farcin chez l'homme*, Paris, 1837.

Renou Jean de, *Le grand dispensaire médicinal,* Lyon, 1623.

Renou Jean de, *Les œuvres pharmaceutiques*, Lyon, 1637.

Reuter de Rosemont Louis, *Histoire de la pharmacie à travers les âges*, Paris, 1932.

Schroeder J., *La pharmacopée raisonnée de Schröder commentée par Michel Ettmuller,* Lyon, 1698.

Sennert Daniel, *Institutionum medicinae libri V* ... Wittemberg, 1645.

Sennert Daniel, *Practicae medicinae*, Wittemberg, 1652-1664.

Serres (Olivier de), *Le théatre d'agriculture et le mesnage des champs*, Paris, 1605.

Singer Charles, *Histoire de la biologie*, édition française par le Dr. F. Gidon …Préface du Dr. Laignel-Lavastine… avec 181 figures, Paris, 1934.

Sobel André, *La vie tragique de Philippe I. Semmelweis, sauveur des mères*, Paris, thèse, 1934.

Sydenham, *Médecine pratique…* avec des notes… traduit en françois sur la dernière édition angloise par feu M.A.F. Jault…, Paris, 1784.

Tardieu Ambroise, *De la morve et du farcin chroniques chez l'homme et les solipèdes*, thèse de doctorat, Paris, 1843.

Teyssou Roger, *La médecine à la Renaissance.* L'Harmattan, Paris, septembre 2002.

Teyssou Roger, *Dictionnaire mémorable des remèdes d'autrefois*, Paris, 2007.

Teyssou Roger, *Quatre siècles de thérapeutique médicale du XVIème au XIXème siècle en Europe,* Paris, 2007.

Triaire Paul, *Bretonneau et ses correspondants ouvrage comprenant la correspondance de Trousseau et de Velpeau avec Bretonneau…*, Paris, 1892.

Vallery-Radot, *La vie de Pasteur*, Paris, 1900

Vitet Louis, *Matière médicale réformée ou pharmacopée médico-chirurgicale contenant l'exposition méthodique des médicaments simples...*, Lyon, 1780.

Zehnacker Hubert, Fredouille J.-C., *Littérature latine*, Paris, 2009.

Index

Table des matières

Sciences

aux éditions L'Harmattan

Dernières parutions

ONTOGÉNÈSE ET VARIATIONS GÉNÉTIQUES DE L'ARCHITECTURE DU SYSTÈME RACINAIRE DES MONO ET DICOTYLÉDONES MODÈLES
Varin Sébastien
Dans un contexte de changements globaux mondiaux, les plantes modèles sont prévues pour servir comme aide importante dans la compréhension du développement, de mécanismes de communications, de la production d'énergies, biocarburants, matériaux, aliments à partir des plantes. Interface biologique majeure au rôle clef dans un grand nombre de processus et en raison de sa sensibilité à l'environnement, le système racinaire sera présenté puisqu'il démontre une plasticité considérable mais contrainte génétiquement. Cette synthèse correspond au deuxième point d'une étude constituée de quatre tomes.
(26.50 euros, 254 p.)
ISBN : 978-2-343-10045-6, ISBN EBOOK : 978-2-14-003146-5

PLASTICITÉ ET INSTABILITÉ DÉVELOPPEMENTALE
Concept en biologie – Exemple des végétaux
Varin Sébastien
La plasticité est une idée introduite par Woltereck en 1909, juste après la séparation conceptuelle du génotype et du phénotype par Johannsen. Depuis, le caractère plastique des traits et le caractère évolutif du phénomène de plasticité ont été négligés. Or, Darwin l'avait prédit en signalant qu'il n'avait pas suffisamment insisté sur le rôle de l'environnement dans sa théorie de l'évolution. Cette étude est basée sur une rétrospective clarifiée du concept de Plasticité dans le monde animal et végétal. Cette synthèse correspond au premier point d'une étude constituée de quatre tomes.
(30.00 euros, 290 p.)
ISBN : 978-2-343-10046-3, ISBN EBOOK : 978-2-14-003147-2

IMPLICATION DES BACTÉRIES SOLVANTOGÈNES ET RHIZOBACTÉRIES ÉMETTRICES DE COV DANS LES CHANGEMENTS GLOBAUX ET LA PLASTICITÉ
Varin Sébastien
Les composés organiques volatils participent à des phénomènes perturbant les équilibres de l'atmosphère et contribuent aux changements globaux. Ils sont

surtout émis par les sources biogènes. Ce livre est le quatrième point d'une étude composée de quatre tomes. Il s'intègre parfaitement dans une optique philosophique de biomimétisme. Il présente : les connaissances actuelles des échanges d'informations médié par des volatils entre les bactéries, les plantes et mammifères comme l'homme, et enfin, les perspectives techniques du concept de Plasticité des organismes dans ce contexte de changements globaux.
(45.00 euros, 542 p.)
ISBN : 978-2-343-10043-2, ISBN EBOOK : 978-2-14-003264-6

RHIZOBACTÉRIES ET PGPR ÉMETTRICES DE COMPOSÉS ORGANIQUES VOLATILS ET IMPLICATION PERMACULTURALE-AGRO-ÉCOLOGIQUE
Varin Sébastien
Les systèmes agricoles durables (biodynamie, agroforesterie, agroécologie et permaculture) reposent sur une cohérence milieu-système très forte, où le contexte pédoclimatique a une grande importance. L'équilibre de ce milieu vivant et complexe dépend de celui des hommes, des animaux, des plantes et des micro-organismes du sol. Ces derniers représentent une importante part de la biodiversité de la planète. C'est à ce compartiment vivant et aux effets des rhizobactéries sur la plasticité des plantes, qu'est consacré ce livre correspondant au troisième point d'une étude constituée de quatre tomes.
(35.50 euros, 344 p.)
ISBN : 978-2-343-10044-9, ISBN EBOOK : 978-2-14-003265-3

BAROMÈTRES, MACHINES PNEUMATIQUES ET THERMOMÈTRES
Chez et autour de Pascal, d'Amontons et de Réaumur
Locqueneux Robert
Cet ouvrage présente à la fois une histoire et une anthologie des travaux de quelques physiciens qui ont conçu et fabriqué des baromètres, des machines à vide et des thermomètres, instruments qui, en leur temps (XVIe et XVIIIe siècles), furent des inventions nouvelles. Les travaux de trois auteurs sont privilégiés : Pascal, Amontons et Réaumur avec une remise en contexte de leurs ouvrages, des événements qui les motivent, des travaux qui les inspirent, des questions qu'ils se posent et des phénomènes qu'ils veulent interpréter.
(Coll. Acteurs de la Science, 21.00 euros, 204 p.)
ISBN : 978-2-343-04995-3, ISBN EBOOK : 978-2-336-37182-5

CE MONDE QUI VIENT
Sciences, matérialisme et posthumanisme au XXIe siècle
Basquiat Jean-Paul - Préface de Paul Basquiat
Le monde qui vient sera ce que nous en ferons. Encore faut-il avoir le courage de regarder l'avenir en face. C'est à cet effort salutaire que cet opuscule invite le lecteur. Appuyé sur les recherches les plus pointues, il propose de décrypter sous tous ses aspects le monde nouveau porté par l'évolution des sciences et des techniques.
(Coll. Questions contemporaines, 10.00 euros, 66 p.)
ISBN : 978-2-343-05055-3, ISBN EBOOK : 978-2-336-36475-9

MANUEL DES PROBABILITÉS OU MATHÉMATIQUES DE L'INCERTAIN

Laloire Jean-Claude - Préface de Michel Delecroix

Ce manuel présente les aspects pratiques de l'analyse des données et les aspects théoriques des probabilités. Cela permet à la fois de comprendre les phénomènes observés, d'en déduire une prévision et ainsi de se projeter vers l'avenir avec un maximum de sécurité. Les méthodes proposées s'appliquent aussi bien aux sciences humaines qu'aux sciences biologiques et médicales et sont mises en pratique à l'aide de nombreux exercices corrigés.

(48.00 euros, 504 p.)

ISBN : 978-2-343-04627-3, ISBN EBOOK : 978-2-336-36043-0

MILLE ANS D'ASTRONOMIE ET DE GÉOPHYSIQUE

D'Aristote au haut Moyen Âge

De Felice Pierre

Le ciel et la terre sont observés depuis la plus haute antiquité. Ne disposant pas d'instruments de mesure appropriés, les hommes proposent des explications incluant l'action divine ou s'en affranchissant. D'Aristote (IVe siècle avant J.-C.) jusqu'à Isidore de Séville (VIe-VIIe siècles après J.-C.), les auteurs grec, latin, médiéval ont compilé et décrit les connaissances de leur temps sur les astres, les phénomènes atmosphériques et géophysiques en tentant de démythifier le monde qui les entoure. Ce livre illustre aussi le difficile processus de naissance de la connaissance.

(Coll. Acteurs de la Science, 14.00 euros, 128 p., Illustré en noir et blanc)

ISBN : 978-2-343-03816-2, ISBN EBOOK : 978-2-336-36544-2

LA VALEUR DE L'ESPÈCE

La biodiversité en questions

Lherminier Philippe

Philippe Lherminier est généticien; il propose de s'interroger sans faux-semblant sur la valeur de l'espèce. Que perd-on lorsqu'une espèce s'éteint ? Quelle valeur disparaît ? Il y a de multiples réponses : l'espèce vaut parce qu'elle est utile ou inutile, abondante ou rare, connue ou inconnue, ancienne ou récente, proche ou lointaine, ressemblante ou différente de l'homme, comprise ou mystérieuse.

(Coll. Acteurs de la Science, 13.50 euros, 128 p.)

ISBN : 978-2-343-04141-4, ISBN EBOOK : 978-2-336-35913-7

QUESTIONNEMENTS D'UN OCÉANOGRAPHE

Une immersion dans le monde de la recherche et les questions éthiques qu'elle soulève

Pichevin Thierry

Ce livre décrit de l'intérieur le travail de recherche en océanographie physique de Thierry Pichevin, son contexte, ses méthodes et ses enjeux procurant ainsi au lecteur une immersion dans le quotidien d'un chercheur. D'autre part, il procède à l'analyse éthique rigoureuse des questionnements rencontrés, tout en montrant que tout chercheur peut être confronté à des questionnements comparables.

(22.00 euros, 226 p.)

ISBN : 978-2-343-03444-7, ISBN EBOOK : 978-2-336-35786-7

À L'OMBRE DES FORÊTS

Usages, images et imaginaires de la forêt

Sous la direction de Philippe Billet, Claire Harpet et Jean-Philippe Pierron

Qu'est-ce qu'une forêt ? De quoi sont faites les forêts ? Nous construisons tous une image de la forêt empreinte de vécus et d'imaginaires, procédant d'une accumulation de souvenirs, de connaissances et de représentations médiatiques et institutionnelles. A l'aune d'une prise de conscience de la finitude des ressources naturelles et du changement climatique, il est fondamental de savoir ce que la «forêt» veut dire.

(Coll. Éthique, droit et développement durable, 26.00 euros, 248 p.)

ISBN : 978-2-343-02807-1, ISBN EBOOK : 978-2-336-35819-2

UN BOTANISTE AUTOUR DU MONDE

Afrique, Amérique, Australie

Delange Yves

L'auteur, botaniste, nous invite à la découverte des différents milieux naturels peu connus des Européens, notamment ceux encore peu altérés par la civilisation et caractéristiques de formations extrêmement riches sur le plan de la diversité biologique, tels que les mattorales ou hauts plateaux mexicains, le bush, le veld et le fynbos en Afrique australe, ou encore le mulga, le mallee et la jarrah forest australiens.

(Coll. Biologie, écologie, agronomie, 25.00 euros, 256 p.)

ISBN : 978-2-343-03492-8, ISBN EBOOK : 978-2-336-35415-6

VOYAGES D'UN BOTANISTE EN EURASIE

France, Scandinavie, Italie, Grèce, Japon, Inde, Cambodge

Delange Yves

L'auteur, botaniste, nous présente ici nombre d'espèces végétales, à travers ses récits de voyages, des pays du nord de l'Europe jusque dans la lointaine Asie, avec des séjours dans différents espaces méditerranéens. Il livre également de nombreuses informations recueillies au cours de rencontres avec différentes cultures, concernant les productions agricoles, l'alimentation, les traditions culinaires, mais aussi diverses spiritualités vouées aux cultes de la nature, en Inde et en Extrême-Orient.

(Coll. Biologie, écologie, agronomie, 21.50 euros, 224 p.)

ISBN : 978-2-343-03491-1, ISBN EBOOK : 978-2-336-35416-3

COELACANTHE (LE), UNE ESPÈCE ANIMALE À L'ÉPREUVE DES MÉDIAS

Barrère Florent

Le coelacanthe est l'objet de bien des fantasmes : affaire commerciale dans les îles Comores ; course au «spécimen» naturalisé dans les muséums ; étude anatomique dans le seul but de conforter l'hypothèse du «grand-père de l'Homme»... Devenu à ses dépens vedette médiatique, le coelacanthe s'extraira de ce marasme par un retour à son objet scientifique initial : dans les années quatre-vingt, le coelacanthe est enfin filmé dans son milieu naturel.

(Coll. Champs visuels, 20.00 euros, 192 p.)

ISBN : 978-2-296-99785-1, ISBN EBOOK : 978-2-296-53096-6

L'HARMATTAN ITALIA
Via Degli Artisti 15; 10124 Torino
harmattan.italia@gmail.com

L'HARMATTAN HONGRIE
Könyvesbolt ; Kossuth L. u. 14-16
1053 Budapest

L'HARMATTAN KINSHASA
185, avenue Nyangwe
Commune de Lingwala
Kinshasa, R.D. Congo
(00243) 998697603 ou (00243) 999229662

L'HARMATTAN CONGO
67, av. E. P. Lumumba
Bât. – Congo Pharmacie (Bib. Nat.)
BP2874 Brazzaville
harmattan.congo@yahoo.fr

L'HARMATTAN GUINÉE
Almamya Rue KA 028, en face
du restaurant Le Cèdre
OKB agency BP 3470 Conakry
(00224) 657 20 85 08 / 664 28 91 96
harmattanguinee@yahoo.fr

L'HARMATTAN MALI
Rue 73, Porte 536, Niamakoro,
Cité Unicef, Bamako
Tél. 00 (223) 20205724 / +(223) 76378082
poudiougopaul@yahoo.fr
pp.harmattan@gmail.com

L'HARMATTAN CAMEROUN
TSINGA/FECAFOOT
BP 11486 Yaoundé
699198028/675441949
harmattancam@yahoo.com

L'HARMATTAN CÔTE D'IVOIRE
Résidence Karl / cité des arts
Abidjan-Cocody 03 BP 1588 Abidjan 03
(00225) 05 77 87 31
etien_nda@yahoo.fr

L'HARMATTAN BURKINA
Penou Achille Some
Ouagadougou
(+226) 70 26 88 27

L'HARMATTAN SÉNÉGAL
10 VDN en face Mermoz, après le pont de Fann
BP 45034 Dakar Fann
33 825 98 58 / 33 860 9858
senharmattan@gmail.com / senlibraire@gmail.com
www.harmattansenegal.com